鍼灸医療
安全対策マニュアル

●編集　尾崎昭弘・坂本　歩／鍼灸安全性委員会

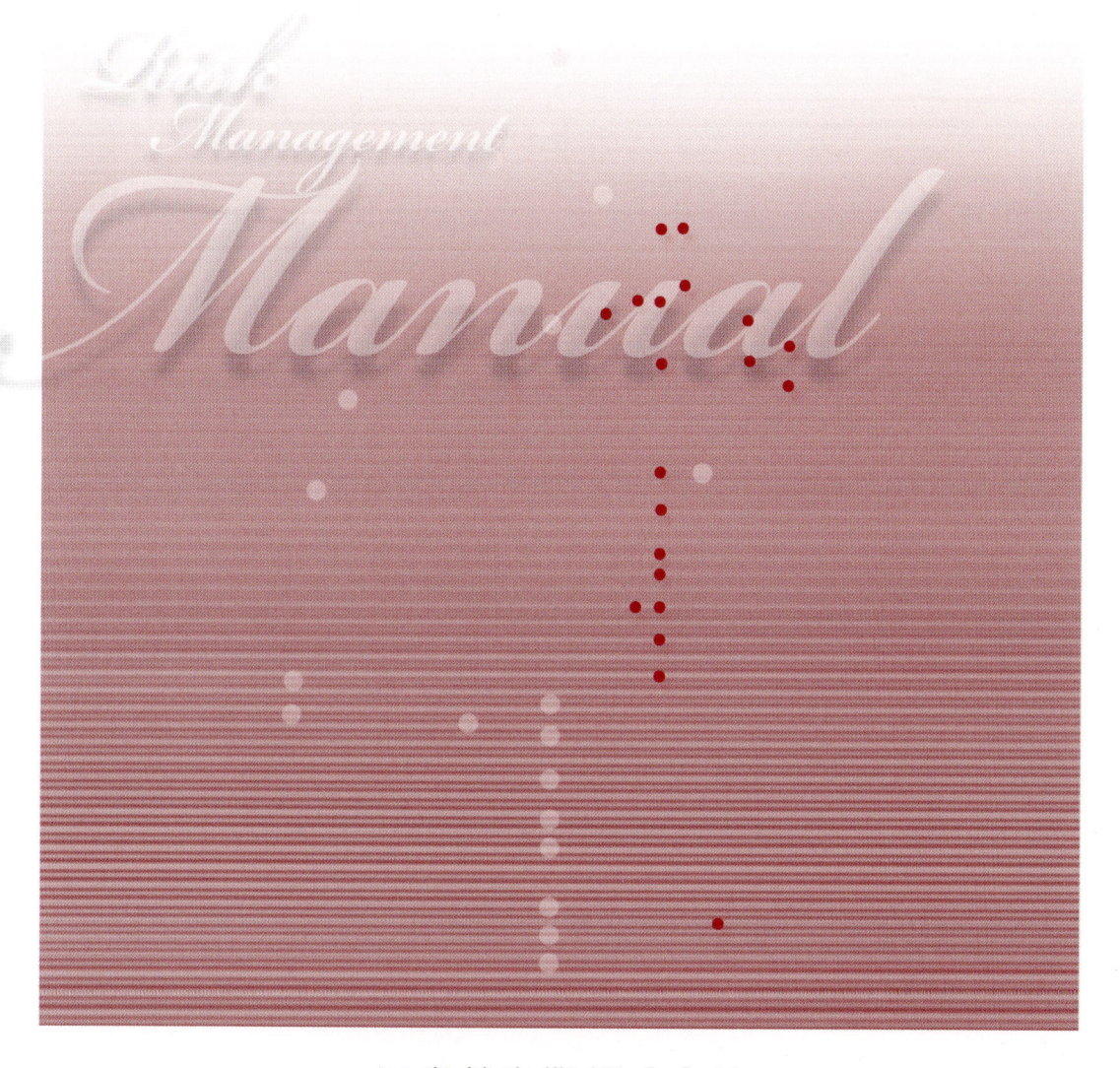

医歯薬出版株式会社

編集・執筆者，鍼灸安全性委員会委員一覧

■編　集　　尾崎昭弘・坂本　歩
　　　　　　鍼灸安全性委員会

■執筆者(五十音順)
楳田　高士　　関西医療大学・大学院教授
尾崎　昭弘　　明治国際医療大学名誉教授
尾﨑　朋文　　森ノ宮医療大学准教授
北村清一郎　　徳島大学大学院ヘルスバイオサイエンス研究部教授
吉備　　登　　関西医療大学・大学院教授
小松　秀人　　日本鍼灸師会学術局長
坂本　　歩　　学校法人呉竹学園理事長
高田　外司　　全日本鍼灸マッサージ師会・副会長
藤原　義文　　山王商事KK
古屋　英治　　学校法人呉竹学園東洋医学臨床研究所所長
光岡　幸生　　光岡法律事務所
山下　　仁　　森ノ宮医療大学教授
吉田　　篤　　大阪大学・大学院歯学研究科教授
米山　　榮　　米山クリニック院長

●鍼灸安全性委員会委員(五十音順)

楳田高士	編集委員	杉山誠一	(社)東洋療法学校協会
緒方昭広	日本理療科教員連盟	相馬悦孝	(社)日本鍼灸師会
尾崎昭弘	編集委員	高田外司	(社)全日本鍼灸マッサージ師会
尾崎朋文	編集委員	谷口和久	(社)東洋療法学校協会
後藤修司	(社)全日本鍼灸学会	古屋英治	編集委員
小松秀人	(社)日本鍼灸師会	山下　仁	編集委員
坂本　歩	(社)全日本鍼灸学会/編集委員	吉川惠士	日本理療科教員連盟
杉田久雄	(社)全日本鍼灸マッサージ師会		

This book was originally published in Japanese
under the title of :
SHINKYU-IRYOU ANZEN TAISAKU MANYUARU
(Risk Management Manual for the Treatment by Acupuncture & Moxibustion)

Editors :

OZAKI, Akihiro
　Professor Emeritus, Meiji University of Integrative Medicine
SAKAMOTO, Ayumi
　Chairman, Kuretake college

© 2010 1st ed.

ISHIYAKU PUBLISHERS, INC.
　7-10, Honkomagome 1 chome, Bunkyo-ku,
　Tokyo 113-8612, Japan

序　文

　このたび，鍼灸安全性委員会から『鍼灸医療安全対策マニュアル』が発刊されることになり，鍼灸に携わる一人でも多くの方に本書をご活用いただき，より安全で安心な鍼灸医療を実施されることを心から願うものである．鍼灸医療の安全性に関する指針としては，今から17年前に『鍼灸治療における感染防止の指針』(1993年)が発刊され，その後は増補版として発刊されたが，その内容を大幅に改訂したのが『鍼灸医療安全ガイドライン』(2006年)であった．その改訂のねらいは，学会・教育界・業団が一体となって鍼灸医療の安全性に対する意識を喚起し，感染防止と医療事故防止を含めた総合的な安全対策の普及とその実施を推し進めることであった．

　こうした学会・教育界・業団の不断の努力と，メーカーの優れた品質管理や製造技術によって，わが国の鍼灸医療の安全性は飛躍的に進歩した．しかし，鍼灸治療に起因する有害事象はなくなったわけではなく，いまだ気胸をはじめとする臓器傷害などの重大な医療過誤は毎年増える傾向にある．このような有害事象を可能な限りゼロに近づけるには，安全性に対する教育と意識喚起を高揚し持続させることであり，加えてエビデンスに基づいた「鍼灸安全学」を確立することである．

　鍼灸医療は他の医療に比して安全性が高いといわれている．しかし，"安全"な医療は，必ずしも"安心"な医療ではない．安全や危険というものは，ある意味では科学の方法で数量的に評価できる世界である．すなわち，危険が除かれ安全になったからといって，必ずしも安心は得られるものではない．いくら安全だからといっても，患者にとっては過去の成功確率は無意味であり，あくまでも自分に対する治療が成功するかしないかのいずれかである．だからこそ，日々の臨床においては，安全性の意識を常に喚起してあたらなければならない．

　また，安全性において，もうひとつ大切なことは「To Err is Human」，すなわち「人は過ちを犯す」ものであるという視点である．したがって，失敗の発生を最小限にするには失敗から学ぶことにつきる．本書にも紹介されているように，インシデントレポートの集積とその活用について，鍼灸師は絶対的責任として自覚し実施しなければならないものであり，そうした一人ひとりの不断の努力によって鍼灸医療は安全かつ安心な医療として発展していくものと確信している．そして同時に，そのことがわが国の鍼灸医療を着実に発展させることに繋がるものと信じてやまない．

　本書は，前書の『鍼灸医療安全ガイドライン』を補完し，鍼灸医療事故対策マニュアルの必要性を鑑みて検討が進められた鍼灸安全学の専門書である．鍼灸医療事故の事例による対処法や法的解決も含めて，わかりやすく解説された実用性の高い書でもあり，まさにこれから鍼灸を学ぶ学生はもとより，鍼灸師には必携・必読の書である．

最後になりましたが，本書の編集ならびに執筆に協力していただきました諸先生方に心から感謝申し上げます．また，本書の刊行にあたりご協力をいただきました医歯薬出版株式会社に深甚なる謝意を表します．

　2010年如月吉日

(社)東洋療法学校協会会長
(学)明治東洋医学院理事長
鍼灸安全性委員会議長
谷口和久

本マニュアルの目的と使い方

- 本マニュアルは「臨床で安全対策を実行するにあたり，具体的に活用できる資料を提供すること」を目的に作成した．鍼灸医療安全の確保は鍼灸医療に求められる基本的事項であり，施設規模に応じた鍼灸医療安全対策の整備が求められている．本マニュアルを参考にして各々の鍼灸医療機関に応じた体制づくりが進むものと考えている．
- 医療機関においては，平成19年の第5次医療法改正で診療所を含む医療機関の施設規模に応じた医療安全対策が求められたことから，本マニュアルでは，鍼灸医療体制の整備は施術所，大規模施術所および教育機関の臨床施設に大別した．
- 活用の便宜を図るため，以下に「事故を防止する（安全管理）」「事故が起きたら」「事例」に分け，項目別にページを記載した．日常の臨床のなかで，困ったときのマニュアル本として活用していただきたい．
- ただし，この内容については一般的な内容であり，すべての事例に対応したものではない．あくまで参考としていただき，個々の事例については最善の対応をとっていただくことをお願いする．
- 姉妹書である『鍼灸医療安全ガイドライン』を(ガイドライン)と表記した．より詳細な情報を得るために参照していただきたい．

事故を防止する（安全管理）

鍼灸医療の安全
- 医療事故と医療過誤：p1
- エラーと違反：p1
- 事故や訴訟が与える影響：p2
- 人は誰でも間違える：p3
- 個人のエラー：p4
- 組織・システムのエラー：p5

エラーを見つける
- ヒューマンエラーを引き起こす原因：p23
- エラーの原因分析：p5・6・62
- エラーの防止：p24
- エラーのチェック：p27
- エラー発生の確率を下げる：p25〜27
- 待合室で起こるエラー：p7
- 施術室で起こるエラー：p7
- 施術後のエラー：p9
- 医療事故防止対策の原則：p63
- 医療機関との連携：p28
- 危険を予測する：p25・66
- 危険な施術：p25
- 熱傷への対応：p28
- ベッドからの転落：p28
- 鍼灸医療環境の整備：p29
  - (ガイドライン)
- 感染防止策（標準予防策）：p30
  - (ガイドライン)
- 単回使用毫鍼（再使用の禁止）：p29
  - (ガイドライン)
- 鍼灸医療機器の安全管理：p28
  - (ガイドライン)

安全管理教育と研修
- インシデントレポートの意義とルール：p11・13・63
- インシデントレポートの集積と原因を分析する（効果を含む）：p13・60
- インシデントレポート書式例：p12
- インシデント報告システムのフローチャート：p13・61
- 再発防止の取り組み（情報収集と分析）：p55・56・60
- 組織で取り組む研修・教育：p55・67・68
- 鍼灸臨床技術向上の訓練：p27・57・66
- 職員に対する啓発：p66
- 施術者の情緒の安定を図る：p26・65
- 講習会・生涯研修の企画：p67・巻末

組織で取り組む安全管理
- 安全管理委員会と組織図：p58
- 教育機関で行う安全管理：p59
- 鍼灸院で行う安全管理：p59

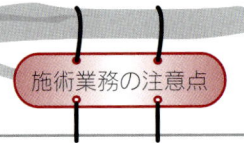

施術業務の注意点
- リスボン宣言（患者の権利）：p17
- コミュニケーション能力を向上させる：p65
- 良好な会話をするために：p20・47・65（患者・家族との対話）
- 共感を得る医療面接：p20
- 医療面接で聞かなければならない事項：p21
- インフォームド・コンセント：p18・19・20・64
- カルテ（診療録）の記載方法と保存（POS・SOAP）：p21・22・66

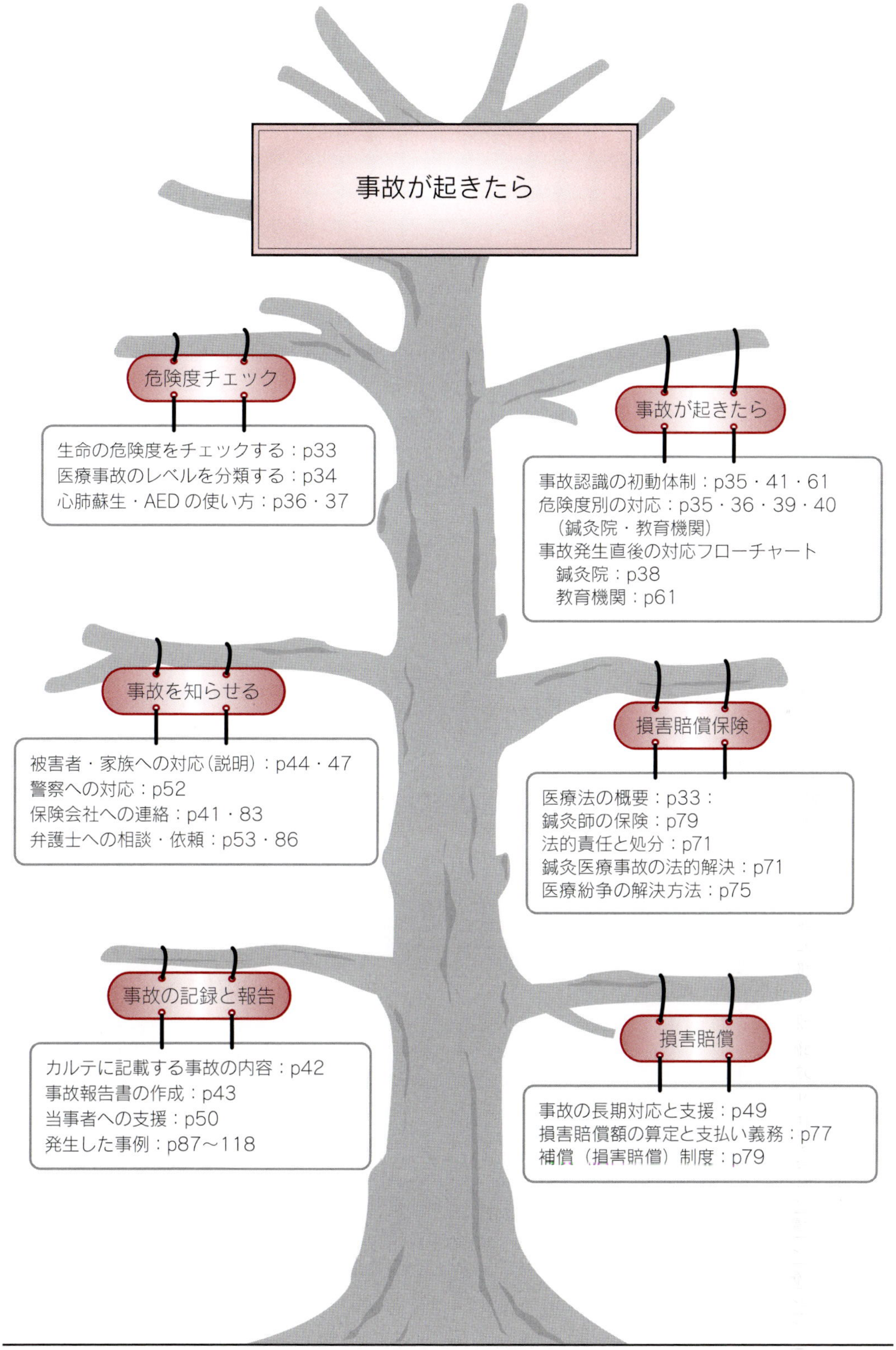

事故が起きたら

危険度チェック
- 生命の危険度をチェックする：p33
- 医療事故のレベルを分類する：p34
- 心肺蘇生・AED の使い方：p36・37

事故が起きたら
- 事故認識の初動体制：p35・41・61
- 危険度別の対応：p35・36・39・40
  （鍼灸院・教育機関）
- 事故発生直後の対応フローチャート
  - 鍼灸院：p38
  - 教育機関：p61

事故を知らせる
- 被害者・家族への対応（説明）：p44・47
- 警察への対応：p52
- 保険会社への連絡：p41・83
- 弁護士への相談・依頼：p53・86

損害賠償保険
- 医療法の概要：p33
- 鍼灸師の保険：p79
- 法的責任と処分：p71
- 鍼灸医療事故の法的解決：p71
- 医療紛争の解決方法：p75

事故の記録と報告
- カルテに記載する事故の内容：p42
- 事故報告書の作成：p43
- 当事者への支援：p50
- 発生した事例：p87〜118

損害賠償
- 事故の長期対応と支援：p49
- 損害賠償額の算定と支払い義務：p77
- 補償（損害賠償）制度：p79

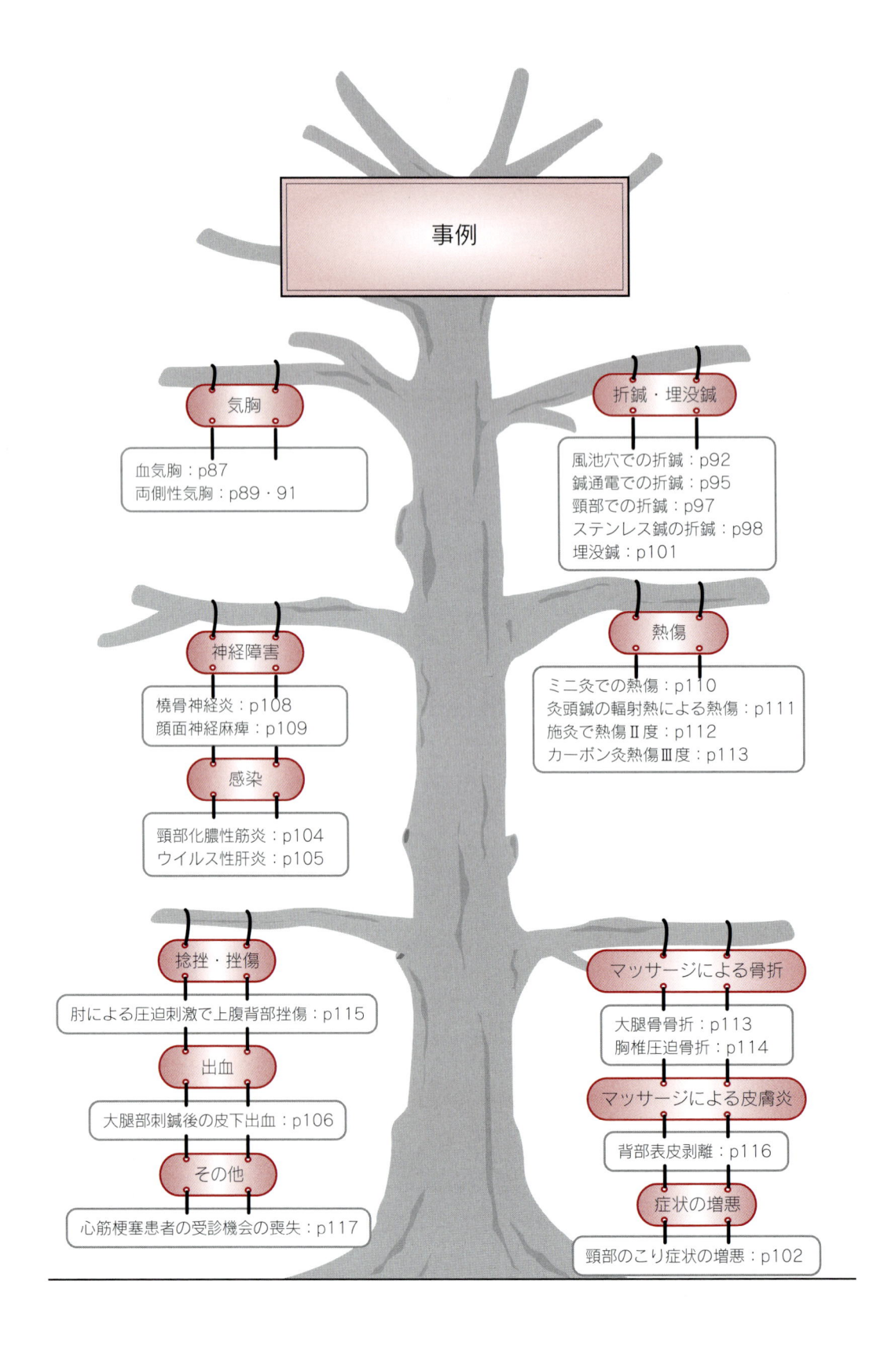

事例

気胸
- 血気胸：p87
- 両側性気胸：p89・91

折鍼・埋没鍼
- 風池穴での折鍼：p92
- 鍼通電での折鍼：p95
- 頸部での折鍼：p97
- ステンレス鍼の折鍼：p98
- 埋没鍼：p101

神経障害
- 橈骨神経炎：p108
- 顔面神経麻痺：p109

感染
- 頸部化膿性筋炎：p104
- ウイルス性肝炎：p105

熱傷
- ミニ灸での熱傷：p110
- 灸頭鍼の輻射熱による熱傷：p111
- 施灸で熱傷Ⅱ度：p112
- カーボン灸熱傷Ⅲ度：p113

捻挫・挫傷
- 肘による圧迫刺激で上腹背部挫傷：p115

出血
- 大腿部刺鍼後の皮下出血：p106

その他
- 心筋梗塞患者の受診機会の喪失：p117

マッサージによる骨折
- 大腿骨骨折：p113
- 胸椎圧迫骨折：p114

マッサージによる皮膚炎
- 背部表皮剥離：p116

症状の増悪
- 頸部のこり症状の増悪：p102

目　　次

序　文 …………………………… iii
本マニュアルの目的と使い方 ……………………………… v

I. はじめに：鍼灸医療の安全 …………………………… 1
1. 医療における危険行為（エラー，違反） …………………… 1
2. 医療事故と医療過誤 ………………………………………… 1
1) 医療事故　1　　2) 医療過誤　2　　3) 事故や訴訟などが与える影響　2

II. ヒューマンエラー …………………………………………… 3
1. 人は誰でも間違える（To Err is Human） ………………… 3
2. エラーの分類 ……………………………………………… 4
1) 個人が起こすエラー　4　　2) 組織・システムによって起きるエラー　5
3) エラーにかかわるその他の要因　6
3. ヒューマンエラーは減らせるか ……………………………… 6
4. 鍼灸医療におけるヒューマンエラー ………………………… 7
1) 待合室でのエラー　7　　2) 施術室でのエラー　7
3) 施術後のエラー　9
参考文献 ……………………………………………………… 9

III. インシデントレポート ……………………………………… 11
1. インシデント報告の意義 …………………………………… 11
2. インシデント報告のルール ………………………………… 13
1) 責めない　13　　2) 根本原因を分析する　13
3) 分析結果をフィードバックする　14
3. インシデント報告システムの効果 ………………………… 14
4. インシデント報告システムの限界 ………………………… 14
参考文献 ……………………………………………………… 15

Ⅳ. 鍼灸医療事故の予防対策（事故発生の防止）……………………17

1. 患者の権利の認識と擁護，説明義務………………………………17
1) リスボン宣言（患者の権利） 17　　2) インフォームド・コンセント 18

2. 患者・家族との対話……………………………………………………20

3. 患者情報の収集（医療面接等）………………………………………20

4. カルテの記載と保存……………………………………………………21
1) カルテ記載の注意点・守秘義務 22
2) 鍼灸臨床におけるカルテの役割 22

5. 施術でのヒューマンエラーの防止……………………………………23
1) ヒューマンエラーとその原因 23　　2) エラー防止対策 24
3) ヒューマンエラーのダブルチェック 27
4) 被害を最小にするための備え 28

6. 鍼灸医療機器の安全管理………………………………………………28

7. 鍼灸医療環境の整備……………………………………………………29

8. 感染防止対策……………………………………………………………30

参考文献……………………………………………………………………31

Ⅴ. 鍼灸医療事故発生後の対処…………………………………………33

1. 生命の危険度と医療事故のレベル分類………………………………33
1) 生命の危険度の判断 33　　2) 医療事故のレベル分類 34

2. 事故発生直後の対応……………………………………………………35
1) 患者の生命，状態に応じた対応 35　　2) 事故原因の排除 40
3) 事故の当事者への配慮 40

3. 死亡または重篤な障害の発生時の報告・連絡………………………40
1) 鍼灸院または医療機関・教育機関等での報告・連絡 40
2) 家族への連絡 41　　3) 緊急報告を受けた組織の責任者（長）の対応 41
4) 緊急時の連絡・対応の習慣化 41
5) 保険会社（または代理店）への報告 42

4. 死亡または重篤な障害以外の事故の報告……………………………42

5. 事故の記録………………………………………………………………42
1) 鍼灸カルテへの記録 42　　2) 事故報告書の作成・保管 43

6. 患者・家族への説明……………………………………………………44
1) 事故発生直後の患者・家族への説明 44
2) 説明時の会話（コミュニケーション）での注意 46

3)説明時の態度での注意　46　　4)謝罪または遺憾の意の表明　46
　　　5)説明にあたっての留意事項（心的外傷）　48
　7. 事故の長期的対応と支援 …………………………………………………………49
　　　1)患者・家族への支援　49　　2)当事者への支援　50
　8. 警察への対応 ………………………………………………………………………52
　9. 弁護士への相談 ……………………………………………………………………53
　10. 再発の防止 …………………………………………………………………………54
　　　1)再発防止のための基本的事項　54　　2)鍼灸医療事故の再発防止　56
　　参考文献 ……………………………………………………………………………56

VI. システムとしての鍼灸医療事故の防止 ……………………………………57

　1. 組織的な事故防止の取り組みと情報の共有化 ……………………………………57
　　　1)事故防止委員会の組織　57　　2)組織としての活動とリーダーシップ　60
　　　3)情報収集と分析，改善方策の実施　60
　2. 事故防止のための教育と訓練 ……………………………………………………64
　　　1)医療人としての資質向上の責務と意識改革　64
　　　2)教育と訓練　64　　3)講習会，研修会の実施　66
　　参考文献 ……………………………………………………………………………69

VII. 鍼灸医療事故の法的解決 ……………………………………………………71

　1. 医療従事者の法的責任と処分 ……………………………………………………71
　　　1)法的責任　71　　2)雇用上の処分　74
　2. 医療事故による紛争の解決方法 …………………………………………………75
　　　1)示談　75　　2)調停　75　3)訴訟　75
　　　4)和解（裁判上の和解）　77
　3. 損害賠償額の算定と支払い義務 …………………………………………………77

VIII. 鍼灸師の保険 ……………………………………………………………………79

　1. 鍼灸師の賠償責任保険制度 ………………………………………………………79
　　　1)保険制度成立の経緯　79　　2)保険制度の内容　79
　2. 保険の加入と種類 …………………………………………………………………79
　　　1)保険の加入　79　　2)保険の種類　80
　3. 過誤の実際 …………………………………………………………………………81

4．賠償問題処理の流れ（ルール）……………………………………………83
　5．医療機関受診の勧めと保険会社（または代理店）への連絡……………83
　6．因果関係の検証………………………………………………………………83
　7．賠償金の支払い………………………………………………………………85
　　　1）賠償金の支払い義務　85　　2）損害額の確定　85
　　　3）示談，調停，裁判による保険金の支払い　85
　　　4）鍼灸師賠償責任保険での支払い　86
　8．弁護士の依頼…………………………………………………………………86

IX．鍼灸医療事故の事例………………………………………………………87

　1．鍼灸医療事故訴訟等の現状…………………………………………………87
　2．事例—解決までの経過（示談，調停，判例，和解）／解説……………87

事例一覧

1 気胸（事例1～3）………………87	7 麻痺（事例14）…………………109
2 折鍼・埋没鍼（事例4～8）……92	8 熱傷（事例15～18）……………110
3 症状の増悪（事例9）…………102	9 骨折（事例19，20）……………113
4 感染（事例10，11）……………104	10 捻挫・挫傷（事例21）…………115
5 出血（事例12）…………………106	11 マッサージによる皮膚炎（事例22）…116
6 神経障害（事例13）……………108	12 その他（事例23）………………117

参考文献……………………………………………………………………………118

付．資料……………………………………………………………………………121

　付1　鍼灸師の安全対策における臨床能力は生涯研修の取り組みから………122
　付2　財団法人東洋療法研修試験財団生涯研修実施要領……………………123
　付3　社団法人日本鍼灸師会　鍼灸医療リスクマネジメント領域研修制度
　　　　講習課目……………………………………………………………………126
　付4　社団法人日本鍼灸師会会員用　医療過誤（事故）時の対応フロー…129
　付5　事故発生通知書の例………………………………………………………131

索　引………………………………………………………………………………133

I．はじめに：鍼灸医療の安全

1．医療における危険行為（エラー，違反）

　医療における有害事象とは，医療現場における様々な行為によって起こった，あるいはその後に発生した，好ましくない医療事象すべてを含むが，その多くは，医療従事者によって引き起こされる，いわばヒューマンエラーが誘因となっていると考えられる．鍼灸医療の現場においても，気胸，折鍼，症状増悪，熱傷，感染など有害事象と考えられる事例は少なくない．そして，その大半はヒューマンエラーである可能性が高く，逆に言えば，治療者が十分な注意を払うことや安全に配慮したプロセスを行うことで未然に防ぐことのでき得るケースも多い．したがって，鍼灸医療に携わる者は，自分自身の医療行為が安全に施されているかを常日頃からチェックし，エラーが起きにくいシステムを構築する必要がある．

　鍼灸医療における危険行為とは，検査，治療そのものが，明らかな問題を伴う場合と，患者特性によっては問題が生ずる場合とがある．前者の場合，ヒューマンエラーというよりむしろ違反行為であり，後者の場合でも発生が予期できるものであった場合はエラーではなく違反と判断されても致し方がない．いずれにしても医療行為の特殊性を治療者が十分に認識し，起き得る事象を予知できる知識と経験を具有することが最も基本的かつ重要な事項である．

　しかしながら，ヒューマンエラーは，どのような予防措置を講じても発生する可能性があることも知る必要があり，過去における医療過誤，有害事象の事例から多くのことを学び，内省的実践をし続ける姿勢もさらに重要な事柄である．

2．医療事故と医療過誤

1）医療事故

　医療事故とは，医療の現場で，医療のすべてのプロセスにおいて発生するすべての事故をいう．すなわち，医療従事者に過失がある場合だけでなく，回避不可能であった事例や，患者だけでなく医療従事者が何らかの不利益を被った事例も含むものである．また，医療事故と判断されるケースは，多種多様であると同時に，事故の因果関係を明らかにすることが非常に難しい場合もある．しかし，一度事故が発生すれば，その責任の所在は必ず究明すべきであり，次の事故を防ぐ方策を練ることが求められる．

2) 医療過誤

　医療過誤とは，主に医療従事者に過失があった場合を指すが，時に治療の副作用による有害事象も過誤と判断される場合がある．もちろん，純然たる副作用は医療過誤とは呼ばないが，患者特性を考慮せずに医療行為を行った結果起きる有害反応は，知識があれば未然に防ぐことができるものと判断されることがある．鍼灸医療の場合，治療者に十分な知識があったか否か，また，適切な予防措置を取っていたか否かが，過失であったかそうでないかの判断材料となる．一般に医療過誤は，医療従事者の誤認識，すなわち，誤った知識に基づく行為があった場合と，いわゆるうっかりミスが引き起こすことが多い．したがって，医療過誤を未然に防ぐには，適切な教育を受けることと医療行為のルール作り，マニュアルを作成をすることが必要となる．

3) 事故や訴訟などが与える影響

　医療事故は，被害者ばかりではなく加害者にも大きな影響が出ることは当然考えられる．発生した事故が，訴訟にまで発展すればその影響は当該事案以外にも広がっていくことが予想される．

　医療従事者の過失が原因で起こった事故である場合，その焦点は，不法行為，診療行為債務不履行，注意義務違反，説明義務違反など様々な観点で判断がされる．そして，鍼灸師も医師をはじめとするそのほかの医療従事者とまったく同じ有資格者としての責任が問われる．医療従事者への影響の範囲の一つは，損害賠償義務が発生した場合の経済的損失である．これは，信用の失墜などから患者数の減少にも及ぶことも予想されるため，単純な損害賠償金額だけではおさまらない．また，精神的側面にも当然影響が生じることとなる．

　被害者側の影響は，身体的・精神的苦痛以外，時には仕事や社会的活動にも波及することが予想される．また，その影響は長期間に及ぶことも多く，被害者の救済の観点から十分な補償が考慮されることとなる．

（坂本　歩）

II. ヒューマンエラー

▶ 1. 人は誰でも間違える（To Err is Human）

　医療の世界に限らず，過誤や事故が発生すると，そのエラー（間違い，過ち，誤り）に直接関与した個人に非難が集中することが多い．ここには，当事者の個人の知識・技術・倫理観などに欠陥があったために起こってしまったという，「過ちは本来起こらないもの」という考え方が根本に存在する．本来起こらないものを起こしてしまった人は未熟であり，恥であり，糾弾されても仕方がないというのである．しかし現在では，もともと人というのは間違えるものだから，それを組織やシステムとしてどうやって防止するかが重要であるという認識に転換しつつある．

　そのきっかけとなったのは，1990年代における医療過誤発生と過誤調査研究であった．たとえば，米国の病院における急性期ケアの入院患者処置での有害事象発生率は3.7%であり，そのうちの27.6%が過失によるものであったという衝撃的な論文が発表された[1]．また，米国の複数の病院の薬剤投与に関する有害事象の前向き調査では，6.5%の有害事象および5.5%の潜在的な（起こってもおかしくない状況だった）有害事象があったという[2]．これらのデータは，医療過誤が決してまれなものではなく，日々の医療活動においてしばしば発生しているということを示している．国内においても，横浜市立大学附属病院で発生した患者取り違え手術の事故など，様々な医療過誤が発生し報道されている．

　多くの医療過誤の事例や調査データを目の当たりにして，もはや「医療事故は本来起らないものだから起こした者が悪いのであり，その者を責めて罰すれば事故は減らすことができる」といった考えでは，医療の安全が保証できないことに多くの関係者が気づきはじめ，意識の転換を迫られることになった．

　1999年に米国の医学研究所米国医療の質委員会が「To Err is Human（人は誰でも間違える）」と題した報告書を発表した[3]．米国における医療過誤の実態を示したうえで医療安全のための数々の提言を行っているこの報告書は，「人は誰でも間違える．しかし間違いを防ぐことはできる」とし，傷んだ林檎を箱から取り除くような個人排除ではなく，システム・アプローチによってこそ永続性のある安全性の向上を実現できると説いている．報告書の記載と提言から見解の一部をピックアップして以下に示す[3]．

　① エラーの分析により防止策のための多くのヒントが得られる
　② 分析のためには強制的および自発的な報告システムをつくる必要がある
　③ 医療のプロセスをより安全にすべきである
　④ リーダーシップを発揮する責任省庁を決めるべきである

⑤　医療従事者に定期的な再試験と免許更新を行うべきである
⑥　医療専門職団体が安全向上を目的とした常設委員会を設置すべきである
⑦　その委員会がエラーの報告システムやカリキュラム開発などを行うべきである
⑧　新薬と既存の医薬品の名称や発音が紛らわしくないかテストを求める

このように，医療におけるヒューマンエラーに対する取り組みは，「誰がやったのか」よりも「なぜ起こったのか」に焦点を当てて議論がなされるようになり[4]，その「なぜ」を明らかにすることにより，組織的な事故防止システムを開発することが重要視されるようになった．ただしエラーを発生させた個人が被告となったり，警察の取り調べを受けたりするという点では，「誰がやったのか」ということが社会的あるいは法律的に軽視されているわけではない．

2. エラーの分類

1）個人が起こすエラー

よく引用されるエラー分類の多くは，リーズン[5]によるものである．ここでもリーズンの分類を適宜改変したものを用いることとする（**表 II-1**）．

エラーには，「目的を達成するために間違った計画を採用したもの（計画上のエラー）」と「計画した行為を思いどおりにできなかったもの（実行上のエラー）」とがある[7]．計画上のエラーでは，計画自体が間違っているのでそれを正しく実行すると医療事故となる．実行上のエラーでは，計画自体は正しいがそれを間違って実行したために医療事故となるケースである．このほかに，意図的に間違っている計画を実行する「違反」（violation）があるが，これについては本稿では言及しない．

表 II-1　医療におけるヒューマンエラーの分類[6-8]（例は筆者：山下による）

1. 思い違い（mistakes）：行為を意図した段階ですでに生じているエラー
    ① 知識に関するエラー（knowledge-based errors）
        例：灸痕ができてもよいか確認しないまま透熱灸を行って灸痕を形成
    ② 常識に関するエラー（rule-based errors）
        例：一般に危険とされる刺鍼深度を超えて深刺して内臓を損傷
2. うっかりミス（slips）・記憶の抜け（lapses）：行為の実施段階で生じたエラー
    ① うっかりミス（slips of action）
        例：知熱灸を行うつもりで，うっかり透熱灸をして灸痕を形成
    ② 記憶の抜け（lapses of memory）
        例：置鍼した部位の一部を失念して鍼を抜き忘れる

計画上のエラーに属する「思い違い」は，計画そのものが間違っているため，意図したとおりに行ったとしても事故が起こる．**表Ⅱ-1**の例でいえば，患者が灸痕を好まないことを知らない（知識がない）ので，透熱灸を正しく行っても「患者が望まない灸痕を形成してしまった」ということになる．あるいは，危険な刺鍼深度を知らない（常識がない）で，「この程度の刺鍼なら大丈夫」と考えて深刺してしまったならば，意図した深さに刺せたとしても深刺であるから気胸が起こってしまう．このように，計画上のエラーは知識不足，認識不足，経験不足などによって起こる場合が多いと考えられる．

一方，実行上のエラーに属する「うっかりミス」や「記憶の抜け」については，計画そのものは正しかったが，意図したとおりに実行できなかったために事故が起こる．**表Ⅱ-1**の例でいえば，計画どおり知熱灸を遂行すれば患者が望むとおり灸痕はできなかったし，計画どおりすべての鍼を抜去すれば抜き忘れにはならなかった．すなわち，何をすべきか，あるいはすべきでないかがわかっていながらできなかったというパターンである．実行上のエラーは注意力不足，確認不足，作業のマンネリ化などによって起こる場合が多いが，その背景には疲労，体調不良，不安定な心理状態などの要因が存在すると思われる．

2）組織・システムによって起きるエラー

前述したように，エラーは個人が起こしたとしても，その間接的な要因として組織やシステムに問題がある場合が少なくない．組織や管理体制におけるエラー要因には**表Ⅱ-2**のようなものがある．

このほかにも，さらに広い視野で医療界あるいは鍼灸界全体を眺めると，学校教育，免許付与，卒後継続教育，免許更新，情報収集・分析，情報の伝達，安全管理体制の監査など，様々なシステムの有無あるいは質が，医療におけるエラー発生に影響すると考えられる．

表Ⅱ-2　組織や管理体制に存在するエラー要因（小西らの文献[9]を改変）

1．業務体制
人員不足，無理のある勤務体制，不明確な指示命令系統など
2．職場の雰囲気
思ったことを言えない雰囲気，良くない慣習の存続など
3．リーダーシップ
リーダー不在，リーダーの力量不足など
4．教育・訓練
教育・訓練の体制の不備など

3) エラーにかかわるその他の要因

エラーの分類について，個人および組織・システムという2つの要因を述べたが，安全あるいはエラーにかかわる要因は他にもある．SHELモデル(**表Ⅵ-3**)は，発生した事象とそれにかかわる要因分析を行ううえで有益とされている[10]．

SHELモデルに示されているH（ハードウェア）は機器や施設など，S（ソフトウェア）はマニュアルや教育方法など，E（環境）は作業環境などであり，L（人間）以外にもこれらの要因に不具合や相互関係の齟齬が生じるとエラーが起こるとされている．

3. ヒューマンエラーは減らせるか

表Ⅱ-1のエラーの分類に基づいて述べることとする．思い違い（mistakes）のような計画上のエラーは知識不足，認識不足，経験不足などによって起こる場合が多いため，教育や訓練を充実させることによってエラーを減らすことができる．たとえば，院内感染を減らすために感染制御に関するエビデンスに基づくマニュアルや研修が増えれば，多くの医療従事者が正しい知識を得ることができるので，「誤った計画」を実行することが少なくなる．鍼灸界においても，安全な刺鍼深度に関する論文やマニュアルが増えつつあるため，鍼施術に関連する臓器損傷の頻度が減ることが期待できるであろう．

一方，うっかりミス（slips）や記憶の抜け（lapses）のような実行上のエラーは，注意力不足，確認不足，作業のマンネリ化などによって起こる場合が多く，このような無意識的に起こしてしまうエラーは教育や訓練，あるいは訓戒によって減少できる可能性が低い[6]．したがって，鍼の抜き忘れのようなエラーについては，単純な教育や指導の効果は期待できないであろう．

しかしながら，すでに述べたように実行上のエラーを起こす注意力不足，確認不足，作業のマンネリ化などの背景には，疲労，体調不良，不安定な心理状態などの要因が存在し，さらにそのような要因をもたらす背景として，人員不足や無理のある勤務体制など組織・管理体制の問題が存在する場合がある．したがって，やってはいけないと諭したり叱責したりするのではなく，システムの改善努力によって，うっかりミスや記憶の抜けについてもある程度は減らすことができると思われる．そのシステム改善方法を探る手段の一つが，インシデントレポートシステムである（→Ⅲ．インシデントレポート）．

エラー防止のために重要な発想がある．製品やプロセスそのものに対して，たとえエラーを犯しても患者に危害が加わらないような工夫を加えることである．フェイルセーフ(fail-safe)あるいはフールプルーフ（foolproof）と呼ばれている．たとえば，つないではならないチューブ同士は間違えてつなごうとしてもコネクタの形状が異なるのでつながらないようになっている場合が多い．低周波鍼通電装置において，出力ボリュームのツマミが上がったままになっていると，スタートボタンを押しても電気が通じないのもフェイルセーフのシステムである．このように，「人は誰でも間違える」という前提で事故防止策を考えることによって，今よりも安全性の向上が期

待できる部分はまだ多く存在すると思われる．

4．鍼灸医療におけるヒューマンエラー

鍼灸臨床においては独自の器具，診断治療，環境などがあるため，鍼灸に特化したエラーの想定や事例検討が必要である．以下に場面ごとに発生する可能性があるエラーを列挙する．

1）待合室でのエラー

(1) 患者との接触

鍼灸施術が直接かかわるエラーではないが，トイレから出た瞬間や施術室に入る際にスタッフがぶつかって患者を転倒させることがあり得る．高齢者の場合は転倒により大腿骨頸部骨折，コーレス骨折，脊椎圧迫骨折などを起こす危険性がある．

(2) 患者の誤認識

カルテが増えてくると同姓同名の患者も存在するようになる．主治者と患者はお互いよく知っていても，職場に慣れていない研修生や短期雇用者が呼び間違えをすることはまれではない．そのまま腹臥位になってスタンバイの段階まで助手が案内する場合は，施術者も施術直前まで取り違えに気づかないおそれがある．

2）施術室でのエラー

(1) 理学検査による傷害

鍼灸臨床で行う理学検査の多くは，ジャクソンテスト，スパーリングテスト，フィンケルスタインテストなどのように負荷をかけて症状再現を試みるものである．したがって，強い力で圧迫や伸展を加えたために症状悪化，骨折，腱・靱帯の損傷などを起こす可能性がある．

(2) 病態の理解不足あるいは説明不足

患者の病態の認識を誤って重要な疾患を見逃したり，医師の診察を受けるべき適切な時期を逸したりした場合は，違法性を逃れたとしても人道的な観点から問題視される可能性がある．

鍼灸施術を行う前に，何に対してどのような施術を行うのかを説明して患者の同意を得ることは重要である．しかし，現代医学的治療法と比べると鍼灸の有効性や安全性のエビデンスはいまだ十分に用意されていないため，本当の意味でのインフォームド・コンセントを得るのは難しいのが現状である[11]．鍼灸施術の結果に不満を抱いた患

者から，事前に十分な説明を受けなかったと苦情を受ける場合がある．

(3) 鍼灸施術による傷害

深刺による臓器損傷，不十分な清潔操作による感染，患者の急な体動による折鍼，施術ベッドからの転落，粗暴な刺鍼手技による血腫や神経傷害，過度の温灸や赤外線照射による熱傷，知熱灸の失敗による灸痕形成，鍼の抜き忘れなどが発生し得る．ベッドからの転落や温灸・赤外線による熱傷には患者と施術者の間に，鍼の抜き忘れには施術者と施術補助者の間にコミュニケーションエラーが存在した場合が多いと思われる．

また，患者の体質によるものかもしれないがエラーと解釈されそうなものとして，刺鍼中の気分不良，症状悪化，着衣中の転倒などがある．このような事象については鍼灸施術そのものに問題があったのか否かについて曖昧な場合も少なくない．

(4) 越権行為

鍼灸以外の医学的処置を行うような行為は論外であるが，西洋医学的診断名の告知あるいは示唆や過度の患者指導（服薬の中止や手術の拒否を迫るなど）は医師法に抵触するだけでなく，患者の健康状態に悪影響を与える場合がある．

(5) 医療機器の不具合

人間には問題がなくても，医療機器に不具合が生じた場合は事故が発生する．たとえば鍼通電機器や電動ベッドに不具合が生じた場合は，直接患者に傷害を与え得るし，オートクレーブ，赤外線照射器，ホットパック加温器などの不具合は，間接的に感染や熱傷の原因を作ることになる．不具合の原因は機器メーカーにあるかもしれないが，耐用年数を過ぎた医療機器を何の点検もなしに継続使用していた場合は，施術者のエラー要素も大きいと思われる（→Ⅴ．-6．鍼灸医療機器の安全管理）．

(6) 不可抗力による災害

地震や落雷などの天災によって患者がベッドから転落したり転倒したりした場合，最初のきっかけは不可抗力によるものである．しかし，弱い地震で落下するような物を患者のベッドの隣に積み上げていたような場合は，十分な予防措置を実施していなかった施術者のエラーでもある．予防措置が十分でなかったために生じた事故の実例としては，金魚鉢の落下，掛け時計の落下，床の埋め込みコンセントにつまずいて転倒，看板の落下，施術所駐車場の側溝に足が引っ掛かり転倒など，様々なパターンがある（天災でないもの，人体の負傷には至らなかったものも含む）[12]．

3) 施術後のエラー

　施術後に生じた症状悪化や副作用発現の際の問い合わせに対して，再度来院させたり近医を受診させたりするなどの適切な処置を取らなかった場合，深刻な有害事象に発展する可能性がある．透熱灸後の水疱や痂皮，あるいは円皮鍼を施した部位の痒みやかぶれなどの対処についても，適切な指示を行わなければ有害事象となる可能性がある．

（山下　仁）

参考文献

1) Brennan, T.A. et al.：Incidence of adverse events and negligence in hospitalized patients. Results of the Harvard Medical Practice Study I. *N Engl J Med*, 324 (6)：370-376, 1991.
2) Bates, D.W. et al.：Incidence of adverse drug events and potential adverse drug events Implications for prevention. *JAMA*, 274 (1)：29-34, 1995.
3) コーン．L・他／医学ジャーナリスト協会・訳：人は誰でも間違える－より安全な医療システムを目指して．日本評論社，2000．
4) 李啓充：アメリカ医療の光と影－医療過誤防止からマネジドケアまで．医学書院，2000, pp. 4-59.
5) Reason, J.T.：Human Error. Cambridge University Press, 1990.
6) Ferner, R.E. et al.：Medication errors, worse than a crime. *Lancet*, 355：947-948, 2000.
7) コーン．L・他／医学ジャーナリスト協会・訳：人は誰でも間違える－より安全な医療システムを目指して．日本評論社，2000, pp.59-83.
8) 山下仁：医療事故の発生につながる要因．尾崎昭弘・他編：鍼灸医療安全ガイドライン，医歯薬出版，2007, pp.86-89.
9) 小西唯夫・他：医療事故未然防止のためのインシデントデータに基づくエラー要因の包括的分析と対策の定量評価．医療の質・安全学会誌，2 (1)：5-17, 2007.
10) 篠原一彦：医療のための安全学入門　事例で学ぶヒューマンファクター．丸善，2005, pp. 1-10.
11) 山下仁：患者中心の医療．尾崎昭弘・他編：鍼灸医療安全ガイドライン，医歯薬出版，2007, pp.83-87.
12) 藤原義文：鍼灸マッサージに於ける医療過誤－現場からの報告－．山王商事，2004, pp. 142-145.

III. インシデントレポート

1. インシデント報告の意義

　II．ヒューマンエラーで述べたように，思い違い (mistakes) のような計画上のエラーは知識不足，認識不足，経験不足などによって起こる場合が多いため，教育や訓練を充実させることによってエラーを減らすことができる．しかし，うっかりミス (slips) や記憶の抜け (lapses) のような実行上のエラーは，注意力不足，確認不足，作業のマンネリ化などによって起こる場合が多く，このような無意識的に起こしてしまうエラーは教育や訓練あるいは訓戒のみで減少させることは難しい[1]．それでも近年病院で盛んに実施されているインシデント報告あるいはヒヤリ・ハット報告のシステムは，実行上のエラーに対しても発生を防止する効果があると思われる．

　インシデントとは英語で「出来事」や「事件」のことであるが，医療安全対策の分野では発生してしまった過誤や事故だけでなく，発生してもおかしくなかったが直前に気づいて防止できたり，たまたま幸運によって発生しなかったりした事象（ヒヤリ・ハットあるいはニアミス）をも含める場合が多い．そしてニアミスも含めて分析し，対策を考える．その理由は，すでに発生してしまった医療事故よりもニアミスの件数は圧倒的に多いからである．多くのニアミスの例が報告されれば，多くのデータを分析することができ，結果的に防止策を考える多くのヒントを得ることができる．インシデントレポートは，安全管理の担当者が報告されたデータを分析できるだけでなく，報告者が報告書式に記入する行為自体が「なぜ起こったか」を系統的に考える機会にもなる．

　表III-1にインシデントレポートの書式の例を示す．なお，インシデントをニアミスの事象，アクシデントを実際に発生してしまった事象，と区別している施設や団体もあるが，本稿では前述のとおりニアミスと発生した事象を含めてインシデントと呼ぶこととする．図III-1にインシデント報告システムの流れを示す．

表III-1

鍼灸インシデントレポート

※個人情報が含まれていますので取り扱いには十分注意してください。

提出日　　年　月　日

報告者	所属（　　　　　　）	報告者氏名（　　　　　　）	
日時	発生　年　月　日　曜日 （午前・午後）　時　分ごろ	発見　年　月　日　曜日 （午前・午後）　時　分ごろ	
情報源	直接その場で遭遇した ・ 電話で ・ その他：		
患者情報	ID番号＿＿＿＿＿＿＿＿＿＿ 氏名＿＿＿＿＿＿＿（男・女）	＿＿＿＿歳（年齢早見表で現在の年齢を確認） 施術対象症状・疾患	
施術担当	担当者氏名	補助者氏名	
分類	☐ 鍼の抜き忘れ ☐ 熱傷 ☐ 患者の放置 ☐ 主訴の悪化 ☐ 患者所有物の破損	☐ 施術者自身の傷害（鍼刺しなど） ☐ その他 　具体的に	
事象分類	☐ 実際に発生して、患者の心身に影響が及んだ ☐ 実際に発生したが、患者の心身に影響は及ばなかった ☐ 発生しそうになったが、患者・他者の指摘、フェイルセーフシステム等によって防止された ☐ 発生しそうになったが、自分で気付いて未然に防いだ		
発生場所 発生状況	経過を具体的に記載すること		
処置・対応	具体的な対処内容	患者の反応	
原因と 今後の 防止策	☐ 知識不足　☐ うっかりミス　☐ 作業のマンネリ化 ☐ 認識不足　☐ 記憶の抜け　☐ 疲労・体調不良 ☐ 経験不足　☐ 注意不足　☐ 不安定な心理状態 ☐ 違反・怠慢　☐ 確認不足　☐ その他：		今後の防止策案
後日記載	記載日 　　年　月　日	完治または解決までの日数： 処置のための医療費負担： 患者 ・ 当院 ・ 保険会社 ・ 　　　　　　　　　　　　その他：	

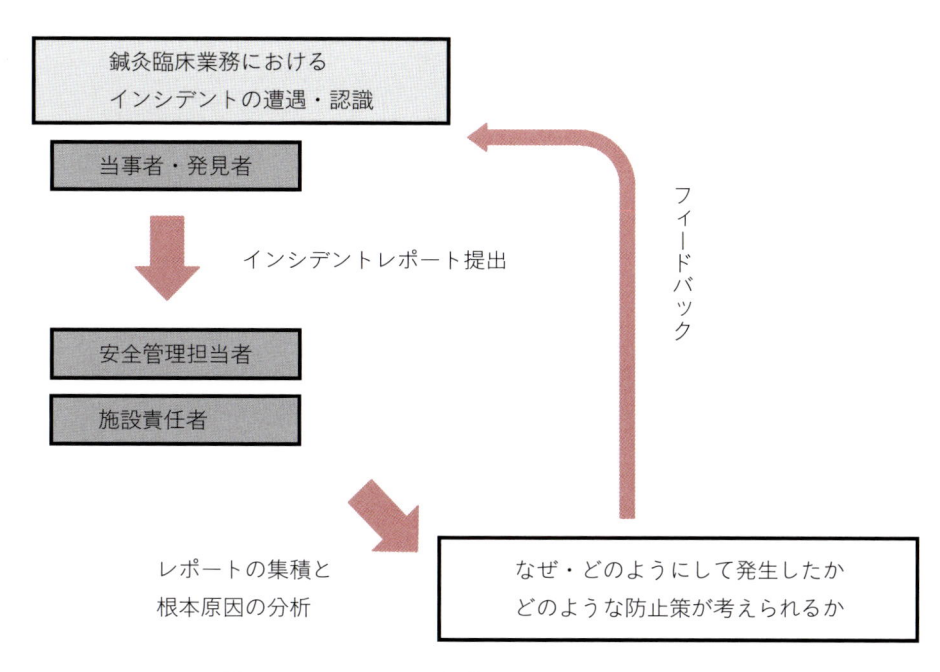

図III-1　インシデント報告システムの流れとルール

2. インシデント報告のルール

インシデント報告システムを導入するにあたっては，以下に示すようなルールが必要である[2,3]．

1) 責めない

インシデントレポートは始末書や反省文ではなく，報告した者が処罰を受けることがない（blame-free）ということを保証する必要がある．処罰が前提であれば，それを恐れて誰も報告しなくなるからである．むしろインシデントに遭遇したのに報告しなかった者に対して罰則を設けるべきである．

2) 根本原因を分析する

インシデントレポートは収集することに意義があるのではなく，それを分析して根本原因が何だったのかを明らかにすること（root cause analysis）に重点を置かなければならない．そのためには発生状況に関する詳細な報告が必要であり，インシデントレポートの書式はそれらが網羅されている必要がある．また，分析するのは防止策を考えるためであり，処罰のための証拠集めという視点から行うのではない．

3) 分析結果をフィードバックする

分析の結果，根本原因が明確になったら必ずスタッフにフィードバック（feedback）する．「失敗から学ぶ」という姿勢でインシデントレポートを分析するのであるから，なぜ，どのようにしてインシデントが起こったか，そしてどのような防止策が考えられるかについて，関連するスタッフ全員で情報を共有し考えることがエラーの防止につながるからである．

3．インシデント報告システムの効果

インシデント報告システムは，前述したように教育・訓練・訓戒などの効果が低いとされる実行上のエラーについても有用であると考えられる．鍼の抜き忘れインシデントに対して，インシデント報告システムを導入することによって，発生件数をある程度減らすことに成功した例がある[4-6]．鍼の抜き忘れインシデントの分析から，

① 集中力の低下（鍼灸学校では学生実習期間中に増加する）
② コミュニケーション不足（刺鍼者と抜鍼者が違う場合に生じる）
③ 確認不十分（鍼がタオル・頭髪・衣服で隠れていた）

といった要因が関与していることが明らかになった．また，抜き忘れた（あるいは抜き忘れそうになった）部位は下肢が最も多く，次いで頭部，背部という順であった[4-6]．

インシデント報告を開始してから，抜き忘れおよび抜き忘れそうになったという発生件数は徐々に減少する傾向がみられた．

4．インシデント報告システムの限界

前述のようにシステム導入後に鍼の抜き忘れ件数は減少したが，インシデントがゼロになることはなく，定期的な分析・報告を怠ったり作業がマンネリ化したりすると再び増える傾向がみられた．したがって，慣れを防ぐためにはフィードバックのタイミングや手法を工夫しなければ，効果が薄れてくると思われる．また，一人で施術を行っている鍼灸院においてはフィードバックの対象が自分自身であり，他者が介入する機会がないため，効果が低いかもしれない．個人経営の鍼灸院の場合は，地域の鍼灸師会などで同様の環境に置かれている鍼灸師と定期的に集まって情報交換することが望ましい．

インシデントの報告・分析・フィードバックのシステムは，少なくとも鍼の抜き忘れに対してはある程度の効果があることが示唆されたが，まれにしか発生しない過誤については収集できるインシデント件数が少ないために原因分析に困難をきたすかもしれない．また，報告するか否かはスタッフの自主性にかかっているので，このシステムに対する理解不足・非協力・不安などが，報告の怠慢を招く可能性がある．さらに，多忙な業務の中で繁雑なインシデント報告を強要する

と，かえって過誤の発生を増やすことにもなりかねない[4]．

　このように，インシデントレポートを導入した報告・分析・フィードバックのシステムによって防止あるいは軽減できるエラーがあるものの，この方法が万能なわけではない．フェイルセーフ（あるいはフールプルーフ）の発想などとともに，エラー防止策を幾重にも併せて応用することが重要である（→Ⅱ．-3　ヒューマンエラーは減らせるか）．

（山下　仁）

参考文献

1) Ferner, R.E. et al.：Medication errors, worse than a crime．*Lancet*, 355：947-948, 2000．
2) Wilson, J.：Incident reporting．*Br J Nurs*., 7：670-671, 1998．
3) Berry, K. et al.：Root cause analysis in response to a "Near Miss"．*J Health Qual*., 22（2）：16-18, 2000．
4) 山下仁：インシデント報告システムの効果．全日本鍼灸学会研究部安全委員会・編：臨床で知っておきたい鍼灸安全の知識．医道の日本社, 2009, pp. 102-105．
5) Yamashita, H. et al.：Safety of acupuncture：incident reporting and feedback may reduce risks．*Br Med J*., 324：170-171, 2002．
6) Yamashita, H. et al.：Safety of acupuncture practice in Japan：Patient reactions, therapist negligence and error reduction strategies．*Evid Based Complement Alternat Med*., 5：391-398, 2008．

IV. 鍼灸医療事故の予防対策（事故発生の防止）

1. 患者の権利の認識と擁護，説明義務

　藤原[1]は「医療過誤現場からの報告」のなかで，過誤症例を示し，随所に，個人の段階では，患者を問診等で十二分に把握すること，説明義務を果たし，患者の自己決定のうえに施術を実施すること，またインフォームド・コンセント（説明義務）の履行が大切と述べている．患者の権利の認識と擁護，インフォームド・コンセントは鍼灸医療を行ううえでの基本となる．

1）リスボン宣言（患者の権利）

　リスボン宣言は医療従事者が知っておくべき患者の権利として世界医師会総会（1981年）で採択された宣言で，正式には「患者の権利に関する世界医師会リスボン宣言」のことである．
　宣言では**表IV-1**[2]に示すように，患者の権利を11項目に分けて詳細に述べている．
　特に**表IV-1**　3．自己決定権には，①患者は，自分自身にかかわる自由な決定を行うための自己決定の権利を有し，医師は，患者に対してその決定のもたらす結果を知らせること，②患者は，自分自身の決定を行ううえで必要とされる情報を得る権利を有し，検査ないし治療の目的，およびその結果が意味すること，さらに同意を拒否できることの意味について患者に明確に理解させるべきである，と述べている．鍼灸の施術者も，これらの権利を理解して患者対応にあたる必要がある．

表IV-1　リスボン宣言にみられる患者の権利

1．良質の医療を受ける権利
2．選択の自由の権利
3．自己決定権
4．意識喪失患者の権利
5．法的無能力患者の権利
6．患者の意志に反する処置に関する権利
7．情報に関する権利
8．守秘に関する権利
9．健康教育を受ける権利
10．尊厳を得る権利
11．宗教的支援を受ける権利

2) インフォームド・コンセント

インフォームド・コンセント (informed consent：IC) は「説明と同意」と訳されるが，正しい情報を得た（伝えられた）うえでの合意を意味する概念で，従来の医師の権威に基づいた医療（パターナリズム）を改め，患者の選択権・意志を最大限尊重するという理念に基づいている．

1997年（平成9年）の医療法改正によって，医療者は適切な説明を行って，医療を受ける者の理解を得るように努力する義務が明記された．そのため「納得診療」，「情報を与えられたうえでの合意」とも解釈される．

鍼灸医療においても，施術者は患者に，施術者としての所見，有効な治療法の有無，施術法の長所・短所，施術期間，リスクを含めて治療で期待される効果，予後などの説明義務を果たし，受療を患者の自己決定に委ねることである．

治療後の苦情は，事前に十分な情報を提供していないことによることが多い．できるだけ患者に理解できるように，専門用語は用いず，わかりやすい表現で説明することが重要である．鍼灸医療では，口頭で説明したうえで治療への同意を得ていることが多いが，時にはクレームによる賠償の問題が発生している．リスクの高い患者の場合，書面による同意・承諾も考慮する必要がある．

(1) 医療を提供する場合の説明義務（医療法）

医師，歯科医師，薬剤師，看護師その他の医療の担い手は，医療を受ける者に対し，良質かつ適切な医療を行うように努めなければならない．そして，医療を提供するにあたり，適切な説明を行い，医療を受ける者の理解を得るように努めなければならないとされている．また，病院または診療所の管理者は，退院する患者が引き続き療養を必要とする場合には，本人またはその保護者に対し，療養の方法その他保健の向上に必要な事項の指導をしなければならない（説明義務は指導を行う業務に含まれる）[3]．

(2) 診療契約としての説明義務（民法）

医療事故訴訟になった場合，法的責任には，民事上の責任，刑法上の責任，行政上の責任がある．

民法上の責任は，主に業務上の注意義務違反によるものである．

注意義務には，①医療勧告・指示義務，②安全施術義務がある．施術者の業務において，適否を予見し，その施術を中止するのみならず，医師による受診の勧告，指示を義務づけるもので，施術の安全性（感染防止や安全な鍼灸治療の実施）を義務づけるものである．説明義務を含む注意義務に反した医療事故については，法的責任を負わなければならない[4]．

（3）　リスクに関する説明

説明する側は医療行為の利点のみならず，予期される合併症や，代替方法についても十分な説明を行い，同意を得る．

鍼灸医療でのインフォームド・コンセント

鍼灸治療では少なからず有害事象が発生する(**表IV-2, 3**)．すべての有害事象を説明することは困難であるが，何らかの不利益が発生する可能性について理解を得る必要がある．刺鍼により，疲労感・倦怠感，眠気，主訴の悪化，皮下出血や皮下血腫（一過性のアザ）ができる可能性，灸痕が生じる可能性については説明すべきである．

山下[5]は全身性および局所性の反応について報告しており，少なくとも標準的な施術により発生し得る疲労感・倦怠感や眠気が起こる可能性についても患者に説明を行い，理解してもらったうえで施術の同意あるいは選択をしてもらうべきであるとしている．さらに，皮内鍼・円皮鍼を刺入して帰宅させる患者には念を入れた説明を行い，テープによるかぶれ，化膿・感染に対する注意と指導が必要である．

表IV-2　しばしば遭遇する鍼の全身性の反応（いずれも一過性）[5]

症状	発生患者率＊ （発症患者数／鍼受療患者数）	備考
疲労感・倦怠感	8.2%	初回施術時に最も多い
眠気	2.8%	初回施術時に最も多い
主訴の悪化	2.8%	
刺鍼部掻痒感	1.0%	
めまい・ふらつき	0.8%	
気分不良・嘔気	0.8%	立位または坐位での刺鍼で起こりやすい
頭痛	0.5%	

＊100人の違う患者が受療した場合に何人に起こるかの目安

表IV-3　しばしば遭遇する鍼の局所性の反応[5]

局所症状	発生刺鍼率＊ （発症刺鍼数／総刺鍼数）	備考
微量の出血	2.6%	8割以上が1滴未満，5分以内に止血
刺鍼時痛	0.7%	約8割は抜鍼後すぐに消失
皮下出血	0.3%	約7割は直径20mm未満
施術後の刺鍼部痛	0.1%	
皮下血腫	0.1%	7割以上が直径10mm未満で無痛

＊100回刺鍼した場合に何回起こるかの目安

> **未成年に対するインフォームド・コンセント**

　鍼灸治療には小児を対象とする小児鍼がある．家族，特に保護者が施術室に同席して治療を行うことが一般的であり，同席される保護者に対して十分に治療内容を説明したのち，同意を得て，協力を得ながら治療を行う．小児に安心感をいだかせるためには保護者・家族の心理面からのサポートが必要である．保護者・家族との信頼関係の構築にはインフォームド・コンセントは必須である．

　米国小児科学会のガイドラインでは，15歳以上からはインフォームド・コンセントを得るべきとされている．日本の民法でも15歳以上で遺言ができるとされている[3]．未成年であっても判断能力があると思われれば，患者の意志が尊重されなければならない．

2. 患者・家族との対話

　日頃の患者や家族への対応は非常に重要である．対応のまずさ，態度の悪さは患者やその家族に不評を招く．不愉快な印象を与えない．できるだけ丁寧に，心をこめ，言葉遣いに気をつける．患者は施術者に「患者中心の医療」を真剣に行っていると感じ取ることで，安心ができ，相互の信頼関係が形成され，事故発生時に対しても，トラブルが大きくなることが少ない．鍼灸医療の質を高く保持するためには，患者およびその家族との良好なコミュニケーションの維持が重要である．

　乳幼児，小児，意識障害や認知症の認められる患者で，患者自身の理解力が低い場合には，家族に治療室内に同席してもらい治療についての説明を行い，家族に同意を得ておく必要もある．

　さらに，円皮鍼・皮内鍼，圧粒子など治療に関連する注意事項の履行，治療後の患者指導についても，家族の理解と協力が必要である．円皮鍼・皮内鍼，圧粒子などを貼付したままで長期間放置すれば，テープによるかぶれ，化膿・感染や圧粒子の組織への埋没などが発生する可能性がある．必要があれば，貼付部位を示す図や貼付数を記載した用紙を患者，家族に手渡し，有害事象の防止対策を行う．独居老人や介護施設におられる患者の場合，介護担当者にもこれらの注意事項について説明をしておくことも必要である．

3. 患者情報の収集（医療面接等）

　医療事故防止のためには，初診時の医療面接が重要である．現病歴，既往歴，家族歴，社会歴などの記録は当然であるが，施術者側が感染防止や医療事故防止のために，必要と考えられる必須項目はチェックリスト化して，患者情報をできるだけ収集しておく必要がある．また，医療面接を通して患者の精神状態の把握も必要である（**表Ⅳ-4**）．

表IV-4 医療面接時の医療事故防止のための必須項目

① B型，C型肝炎等血液感染の有無
② 貧血の有無
③ 呼吸・循環器疾患（ペースメーカ装着を含む）の有無
④ 出血傾向（内出血など）の有無
⑤ 感覚異常（触・痛・温・冷）および知覚過敏（痛がり・熱がり）の有無
⑥ 糖尿病の有無
⑦ アレルギー（金属アレルギー含む）の有無
⑧ 皮膚のかぶれ（テープによる）の有無
⑨ 過去の有害事象の有無（治療経験者の場合）
⑩ 妊娠中であるかの確認

4．カルテの記載と保存

　カルテ（診療録）の記載は，安全管理上からきわめて大切であり，医療訴訟では，自分を守ることにもなる．「初診問診票」などを活用して正確な情報を得ることが大切である．

　患者中心の望ましい診療のためのシステムは問題志向型方式POS（Problem Oriented System）とされている．POSは収集した情報から問題を明確にし，それぞれの問題に対して解決方法を考え実施するという問題解決技法であり，そのシステムによる記載は問題志向型記録POR（Problem Oriented Record）といわれる．

　経過記録[6,7]はSOAP（Subject data, Object data, Assessment (Analysis), Plan (Practice)）で行う．Sは患者の自覚症状，訴えなどの主観的データ，Oは診察所見，検査データなどの客観的データ，Aは治療者の判断・評価で，Pは病態把握，予後の推測などの考察と治療方針，患者指導などである．このSOAP方式によると，主観的情報，客観的情報，施術者の判断，考え方，施術方針，行った施術内容を順序だてて理解できるため，問題の整理が行いやすい（**表IV-5，IV-6**）．

表IV-5　POS（Problem Oriented System）の内容

1．情報の収集	問診，診察，基本的検査を行う
2．問題の抽出	集められた情報の中から，問題点を抽出して明確にする
3．問題点の分析	問題点の分析を行う．なぜその症状が起きているのか，なぜ検査値が異常を示すのかを分析し，病態を分析するために仮説を立てる
4．計画の立案	仮説を立証するために，計画を立てる．問題解決のための計画を立てる
5．計画の実行と結果のアセスメント	計画を実行し，その結果から病態が把握される．その結果をアセスメント（査定）する つまり，病気の途中経過において病態を把握する
6．今後の方針	アセスメントから病状は軽快しているか，増悪しているかを判断し，次の診療行為へと進めていく

文献6）から引用

表Ⅳ-6　SOAPの概略

S : subject data	患者の主訴，訴え，症状など（主観的データ） 患者や家族から聞いた情報も含む 患者自身がどのように感じ，どう受け止めているか
O : object data	診察所見，検査成績など（客観的データ），他覚的所見 他の医療機関からの情報も含む
A : assessment	評価・分析（施術者の判断，考察）
P : plan	Aに基づいてどんな施術をするかという計画 どのように説明（教育）するかも含む

文献6）から引用改変

　鍼灸臨床においてアセスメントとプランを記録するには，施術者にできること，できないことを明確にして，鍼灸の視点から最適と考えられる治療法を考えて施術する．

1）カルテ記載の注意点・守秘義務

　医療過誤発生時には施術の経過や症状の経過・原因について信憑性および客観性の高い証拠資料（誰がどのような施術を行い，誰が記録を行ったのかを明示したもの）が必要となる．さらに，開示を求められた場合に判読できるよう丁寧な字で整然と記録しておく．訂正は改ざんの疑いを避けるため，訂正カ所を2本線で消して，書き直す．消しゴム，修正液や修正テープは絶対に用いない[5]．

　医療面接で得た患者情報でリスク管理上必要な項目は，次回以降，毎回施術前に確認する．施術者が変わっても必要不可欠な情報は，カルテの表紙裏面に一覧にしてまとめておくとよい．

　カルテは個人情報であり，医学情報管理，法的証拠，研究教育資料，治療の評価など重要な書類である．個人情報保護法ですべての医療チームのメンバーが法的に守秘義務を負うことになる．そのため，この取り扱いと保管には十分な注意が必要であり，取り扱う場所を制限し，院外への持ち出しを禁止する．患者情報を電子記録媒体などにコピーしない．電子カルテで保存している場合は，パスワードを設定し，情報が漏洩しないよう厳重に管理する．たとえば，患者情報の保存されたパソコンをインターネットに接続し，その情報をメールで送信することは厳禁である．

2）鍼灸臨床におけるカルテの役割

　あん摩マッサージ指圧師，はり師，きゅう師等に関する法律には施術に関する事項を記録しそれを保存する義務について明記されていない．施術者が患者に施術を行うことの報酬として，施術料を受け取る契約が成立したことの証として，契約の内容を記録し，保存することは施術者にとって当然の責務と考える．

鍼灸医療の質を高く保つためには医師・歯科医師と同様にカルテへの記載を行い，一定期間の保存が必要である[5]．

5．施術でのヒューマンエラーの防止

1）ヒューマンエラーとその原因

事故の発生に連なる医療従事者の危険行為は，エラー（error）と，手順などを無視した行為が行われたために生じた危険行為の違反（violation）に区別される（→Ⅱ．ヒューマンエラー参照）．

ヒューマンエラー（人的エラー）には，①個人が起こすエラー，②組織が起こすエラーなどがあり，組織が起こすエラーは組織の不適切な行為であり，システムとしての「職場環境」を見直すことが重要となる．日頃から鍼灸医療の現場でインシデントレポート（→Ⅲ．インシデントレポート）の集積を行い，これらの事象を，個人の要因，チームの要因，組織の要因などに整理・分析して総合的に事故防止の対策を講じる．エラーを個人の責任と考えている限り対策には限界がある．インシデントレポートの分析から，同様な事象の発生が続く場合，危険な施術を容認していないか，間違いを起こしやすい手順をそのままにしていないか，間違いやすい表示をしていないか，わかりにくい説明をしていないか，守りにくいルールをしていないか，職場におけるストレスはないかなど，見直しが必要である．

医療におけるエラーは，ある行為がその場面の要求水準から逸脱していることをいい，エラーは認知－判断・決定－行動のいずれかのプロセスでなんらかのミスが生じて発生する（図Ⅳ-1）．人間の注意力特性を[9]表Ⅳ-7に示す．

エラー防止のためには，エラーと人間の注意力特性に関して知識をもち，自らのエラー特性を知っておく．「慣れ」により注意力の低下が起こることから，常日頃から不注意による事故防止への喚起（事故防止の標語をポスターや貼紙などで表示）を行っておく．

感覚器からの情報入力による認知 → 判断 → 決定 → 行動

認知ミス　判断ミス　行動ミス

それぞれのプロセスでミスが起こる

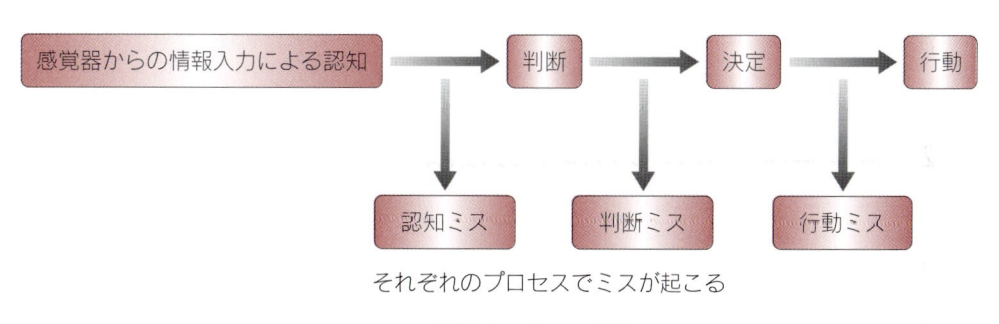

図Ⅳ-1　ミスの発生

文献5）から引用改変

表IV-7　人間の注意力特性（4つの特性）[8]

① 人間の注意力は持続できない	明晰な注意力を維持することは不可能である ――緊張の連続・疲労や眠気がある場合，過誤率が高くなる
② 関心のあるものには注意が向く	注意力は持続できないが，関心があることには注意を向けることができる． ――それには施術時のどこに，どのような危険因子があるのかを整理して認識しておく．危険因子を前もって知っていれば意識水準を上げることができる
③ 強い注意を行えば注意の範囲が狭くなる	注意が強ければ強いほど注意する範囲が狭くなる ――当事者は周辺の重要なことに注意が向かないこともあり， 立場を変えた人間の客観的なダブルチェックがエラー防止に有用とされる
④ 強い注意の後に，弛緩が起こる	緊張状態での連続作業，精神的ストレスが続いた作業の後には， 注意力が低下する．――強い注意の後の単純行為にエラーが生じやすい

文献8），一部改変

2）エラー防止対策

　エラーの防止対策として**表IV-8**に，①環境改善，②人間への教育や訓練に対する手順を示す[9]．教育や訓練によっての効果が期待できないうっかりミスや記憶の抜けについては，インシデントレポートにより一定のエラー防止効果が得られる（→Ⅲ．インシデントレポート）．

表IV-8　エラー対応の発想手順

●環境改善

① エラー発生の作業そのものをやめるか，他の作業と統合できないか考える
② 人が間違った操作をしたとしても機械側で操作を停止させ，決められた順番以外はできないようにしておく
③ 頭で記憶するのでなく，操作盤に名称や基準となる値を表記し，用紙に記録しておく
④ 作業しやすい環境にする方法を考える
⑤ エラーが発生したとき，早く確実にエラー発生を気づかせる方法（検出する方法）を考える

●人間への教育や訓練

① エラーの発生時，その影響を大きくしないための方法を考える
② 作業を実施することができる，ある一定基準以上の感覚知覚能力を維持できるように自己管理させる
③ 作業開始前に，どのようなところでエラーが発生する可能性があるかを認知・予測させる
④ 判断に迷ったとき，安全側の判断を容易にできるよう工夫する
⑤ その作業が実行できる基準以上の身体的能力や必要な技能を持たせる
⑥ 作業終了時に自分の仕事を確認し，自分でエラー発生の検出をさせるための工夫をする

文献9）から引用改変

危険な施術をやめる

医療では安全性の確保が優先される．鍼灸治療を行うことで生命の危険や病状の悪化が予測される，また効果がまったく期待できない場合は施術を避ける．
『鍼灸医療安全ガイドライン』には，鍼通電療法の禁忌，レーザー鍼での禁忌，灸治療で注意すべき病態，刺鍼，施灸を避ける部位と注意，埋没鍼の禁止，臓器刺傷などの禁止などが記載されている[5]．

事故防止対策上，これらの知識は必須であり，施術を行う場合の禁忌を厳守し，刺鍼・施灸を避ける部位には施術を行わない．注意すべき病態での施術の可否を的確に判断することが必要である．

現在まで，鍼・灸・マッサージ施術においての事故・過誤が多く報告されている[1]．過誤報告例を参考にし，危険な施術を避ける．

施術でのエラーの発生確率を下げる

日常臨床で，インシデントレポートの集積を行い，どこに，どのような問題があるのか，どうすれば改善できるのかを検討し，事故発生の確率を小さくする．

① 危険を予測―全身状態の把握

危険を予測するためには患者の全身状態の把握が必要である．医療面接を詳細に行い，血圧・心拍数の測定，必要な理学検査など身体診察を行い，できるだけ全身状態を把握する．また，認知症の有無や精神状態についても把握する．

特に初診時の医療面接では，体型，体質，貧血や出血傾向（血小板凝集抑制剤，抗凝固薬などの服用）の有無など，患者管理に必要な情報をチェックリスト等に基づいて収集しておく．

体型が小柄で極端なやせ（BMIが18以下）の場合，気胸に対する危険を予測し，鍼治療時の刺入方向と刺入深度に十分に注意する．施術には解剖学的な知識と，施術による生理学的反応に対する知識を高めておくことも安全な施術につながる．

② 施術環境の整備

施術者にとってできる限り施術しやすい環境を整える．ベッドの高さや施術時の動線が原因で，腰・下肢，肩・頸部に疲れがたまりやすくなる．施術者の負担となる姿勢が続くと腰下肢，頸肩に症状が出現して，さらに疲労が積み重なる．電動ベッドは，注意も必要であるが施術者にとって，ベッドの高さを自由に調節でき，楽な姿勢で施術できる有用な設備である．ベッドの両サイドをあけて施術しやすい方向から施鍼・施灸ができるように配慮する．さらに，最小限の動線で治療が行えるように機器・器具の配置を工夫する．

③ 手順等をわかりやすくする

医療機器の操作方法，洗浄や消毒・滅菌などの手順などには簡略化したマニュアルを作成しておく．また，手順を図にして室内に貼付する．あるいは，機器や壁に吊り

下げて常に確認できるようにしておく．スタッフが複数（初心者を含む）の場合は特に有用であり，手順のミスを少なくすることができる．

④　エラーに連なる手順等をできなくする

　鍼灸臨床は手技が中心であり，エラーに連なる手順等をなくするという対策は難しい．しかし，エラーを検出した場合に機器の動作が停止し，次のステップに進めない医療機器がある．接続時に出力のボリュームが「ON」になっている場合，電源を入れて通電を行おうとしても，安全装置が作動して出力のボリュームを「0」または「OFF」に戻さないと機器が作動しない鍼通電治療器（鍼電極低周波器）がある．

　たとえば，ある施設において超音波治療器使用でⅡ度の熱傷事故を経験した．インシデントレポートにも報告はなく，事故は突然起きた．超音波治療器にLとSの2種類のプローブがあり，用途により使い分けている．本来，接続されるべき接続端子Lに，Sプローブの接続コードのコネクタが接続されたため，小さいSプローブにLプローブ用の大きな電流が流れ，熱傷が発生した．コネクタが2種類のコード接続端子と同じ大きさ・形状であったことが原因である．接続端子にはL用およびS用の表記があり，施術者の注意ミスが原因ではあるが，同様な事故の防止には，LはL用，SはS用にしか，それぞれ接続ができない構造にするべきである．

⑤　常にベストな身体状況を維持する

　施術者は定期的に健康診断を受け，健康管理に努める．患者に自信をもって対応できる健康状態を維持することで，結果として患者に信頼を与え，事故を未然に防ぐことにもつながる．

　施術者自らが感染源とならないように感染予防を行う．患者の中には，症状が出ないキャリアの人たちが存在する．特に，問題と考えられるのは，HBV（B型肝炎），HCV（C型肝炎），HIV（ヒト免疫不全ウイルス）による感染者の存在である．鍼治療では，施術者は血液，体液に触れる機会が多い．標準予防策による感染防止対策を行う．さらに感染症に対するワクチン接種は，医療を遂行するうえで必要不可欠である．常に，抗体価の確認，ワクチン接種を怠ってはならない．

⑥　情緒（喜怒哀楽等の感情）の安定を図る

　施術者の過度な喜怒哀楽は，患者の心理に大きな影響を与え，信頼関係を崩す場合もある．注意力が低下し，トラブル発生の要因にもなる．

　気分転換を図り，体をリラックスさせて，感情の自己コントロールに努める．情緒不安定が続く場合，専門家に助言を受けることも必要と思われる．

⑦　職場における心理的ストレス反応（職場ストレッサー）の軽減を図る

　施術者は仕事や家庭，外部環境などから様々なストレスを受ける．ストレスに十分対応できない場合，食欲不振・不眠・頭重・動悸，便秘や下痢など様々な身体症状や恐怖感，焦り，イライラ感，抑うつ状態，集中力の低下，やる気の低下など不安定な精神的状況を誘発する．

ストレスの主な要因として，同僚・上司などとの人間関係の不調和，緊張感の連続する職場環境などが考えられる．施術所の管理・経営を担う者は，スタッフの人間関係，職場環境をよく理解し，職場を楽しく生き甲斐のある環境に整える．施術者は，休暇（休息）をとり，できるだけ仕事のことから意識を離して，旅行や趣味を楽しんだり，気分転換を行い生活全体のバランスをとる．

施術者が独自でできる治療法である自律訓練法[10]の習得は，ストレスへの対処法の一つである．

⑧ 知識・技術・判断力等を培い，できる能力を養う

教育機関では，鍼灸治療における安全性に対する知識は『鍼灸医療安全ガイドライン』を基に鍼灸治療における安全な刺鍼法・施灸法など指導し，感染管理・安全管理に対する知識を学んでいる．

知識・技術の不足また経験不足から判断ミスを起こし，医療事故に結びついた例は少なくない．安全な鍼灸医療を遂行するためには，卒業後も生涯研修の必要性がある．実際の臨床現場でさらなる知識・技術の習得を目指す研修鍼灸師制度もある．施術者は研修会・講習会に積極的に参加して最新の情報（技術・知識）を得ることが望まれる．学術団体，業団体が組織としてその機会を提供している．卒業後はこれらの団体に入会するとともに，賠償保険にも加入する．

判断力は豊富な臨床経験から生まれる．先人の多くの臨床報告や，さらに施術者自身の臨床経験を通して施術の適否を判断し，安全な施術を行う能力が養われる．

医療事故には直接関与しないが，長期間の施術にもかかわらず改善が認められない場合，トラブルが起きる場合がある．適否の判断に迷い，経過が長くなった場合は，近医または医療機関において鍼灸治療の適否を含めた対診を行う．

3）ヒューマンエラーのダブルチェック

緊張状態が続くと，多くの重要なことに注意が向かなくなる．立場を変えた人間の客観的な視線からダブルチェックを行うことがエラーの防止に有用である．

鍼灸治療におけるインシデント報告では鍼の抜き忘れが最も多い．鍼治療終了時の抜き忘れは，折鍼，神経障害，痛みや炎症の増悪の原因になる．鍼の抜き忘れがないように，見えにくい部位での置鍼にリボン付きのクリップで目印を付ける，抜鍼後に刺入した本数と照合して本数を確認するなど，多重に防止対策を行う．しかし，使用した鍼の数え間違い，抜鍼したとの思い込み，勘違いなど，初歩的なミスも存在する．

刺鍼時の照合確認（単回使用毫鍼の使用時にはプラスチック鍼管の数と抜鍼した鍼の数が同数であることを確認する），施鍼部位の確認など，複数のスタッフで行う．刺鍼数と抜鍼数が同じであることを確認しないで施術を終了することはヒューマンエラー以前の問題であり，鍼の抜き忘れを確認するシステムの構築が必要である．

4）被害を最小にするための備え

　リスクマネージメントには，事故発生時の被害を最小にするための対策も含まれる．気胸，折鍼，転落・転倒の場合は外科的な診断と処置，熱傷の場合は内科・外科・皮膚科的な処置を必要とする．医療機関との連絡，搬送，受診など，事故発生を想定した対応について，施術者側としてどう対応するかを普段から検討しておく必要がある．迅速な対応と適切な処置により被害を最小にすることが可能であり，患者とのトラブルも少なくできる．

ベッドからの転落防止策

　ベッドからの転落・施術室内での転倒の報告も多い．体位変換時や治療終了時，患者が安全な姿勢をとるまで施術者が介添えを行う，などの工夫が必要である．

　電動ベッドは有用であるが，昇降時に患者の手足が他のベッド柵や医療機器に接触しないか，挟み込まないかを確認する．脱衣カゴや丸椅子など，ベッド下降時に挟み込むこともある．カーテンで仕切られている場合，見えない側の様子を確認して昇降する必要がある．

熱傷への対応

　灸頭鍼における熱傷報告も多い．突然の体動，咳などが原因となる．局所を冷やす保冷剤，保冷剤を包む清潔な滅菌ガーゼ，固定するテープなど，熱傷発生を想定し，施術所でできる基本的な初期対応ができるよう準備が必要である．

他の医療機関との連携

　呼吸・循環など，全身状態にかかわる重大な事故発生もある．近医や医療機関に，事故発生時に診療を前もって依頼しておくことも危機管理の一つとして重要である．常に他の医療機関との連携が望まれる．

6．鍼灸医療機器の安全管理

安全管理の法的義務

　平成19年4月に改正医療法「医療安全関連通知」が出され，医療機関に対して医療機器を安全に使用するための指針として，①医療機器の安全使用を確保するための責任者の設置，②従事者に対する医療機器の安全使用のための研修の実施，③医療機器の保守点検に関する計画の策定及び保守点検の適切な実施，④医療機器の安全使用のために必要となる情報の収集，その他医療機器の安全確保と改善のための方策の実施が，

医療機関に義務づけされた[11].

保守点検

近年,鍼灸医療分野でも鍼通電治療器をはじめとする様々な治療用機器,滅菌装置など医療機器が導入されてきている.医療機器による事故を防止するためには,機器が正常に動作することが保証されなければならない.そのためには正しい使用法を習得するための研修を行い,さらに定期的点検,保守点検が必要である.

医療機器に関する事故では,マイクロ波治療器,赤外線治療器,カーボン灯,ホットパックや温熱器などによる熱傷が多いが,鍼通電治療後の症状の増悪,折鍼も多い.これらの事故は主に機器の使用法が問題と考えられ,安全使用のための教育・研修,情報収集と安全確保のための方策を検討しておく.

医療機器は常に機器の性能が維持され,安全性が確保されていることを定期的に点検して確認しておくことが必要である.外観や各種のツマミ類の状態,接続端子の接続状態,コード類の断線の有無,機器の周波数や出力など表示状態,動作音,エラー検出音の異常の有無,安全回路機能の異常の有無などがある.機器の具体的な保守点検について,結果を管理記録簿に記録しておく.

修理依頼

日常の点検,定期点検で動作異常が見つかった場合は,直ちに使用を中止する.異常が確認された場合の修理は,自己判断で行わない.機器の分解,修理や改造は大事故発生につながる可能性がある.必ず,薬事法に基づく修理業の許可を得た業者に委託する.

毫鍼と折鍼事故

単回使用毫鍼は改正薬事法でクラスIIに分類,規格化された医療機器である.1回の使用に限り品質を保証されるものであり,毫鍼の設計・製造過程で,同一毫鍼の2回以上の使用を想定してはいない.毫鍼そのものが関係する抜け鍼や折鍼事故発生時には,施術者側の使用状況が争点となる.他の医療機器と同様,添付文書にも目を通し,使用法,注意事項などを十分理解して適正に使用すべきである.

7. 鍼灸医療環境の整備

WHOの鍼の基礎教育と安全性に関するガイドライン[12]では「清潔な施術環境」で施術の場所は汚れやほこりのない状態で,施術室全体に十分な照明と換気が行き届いている必要がある,さらに「鍼および器具の滅菌と管理」の項では滅菌済みのパックは,安全で清潔な場所に保管し,十分に換気し,多湿を避け,カビの発生を防ぐようにすると述べている.

あん摩マッサージ指圧師，はり師，きゅう師等に関する法律では，施術所の清潔環境の保持について，同法律施行規則第26条1項に常に清潔に保つこと，同26条2項に採光，照明及び換気を十分にすることを定めている．

換気については灸頭鍼や施灸時の艾の煙を考慮し，強制換気が行える設備の設置が必要である．

患者を取り巻く清潔な施術環境の維持は感染防止の点から重要であり，不十分な採光，照明は，治療時の事故防止（機器の誤操作防止，鍼の抜き忘れ防止など）や転倒防止などに結びつく事項である．

高齢者の患者が多く訪れる鍼灸院は，できる限りバリアフリーにする．構造上バリアフリーが難しい場合は，段差を緩やかにするなど工夫が必要である．歩行困難な患者や補助具を使用する患者はわずかな段差でも転倒する．特に，コード類や医療機器（遠赤外線，カーボン灯など）のキャスターなどの配置に留意する．

ベッドサイドでの転倒が多いと思われるが，院内すべての場所で転倒防止策を講じておく．治療が終わって更衣の段階で，履き物，脱衣カゴ，椅子が関係した転倒や，遠赤外線機器（移動式）に接触，キャスター（車輪）の部分につまずいた，などもある．

治療中に携帯電話が鳴り，ベッド下や横にある脱衣カゴから携帯電話を取り出し，電話の対応やメールチェックをする患者もいる．置鍼・鍼通電療法中・灸頭鍼中の体動は非常に危険であり，携帯電話の電源は切っておくように指導する．

▶ 8．感染防止対策

感染を防止するため，施術者は，感染防止に対する知識・技術を正しく理解して，常に清潔の維持に注意を払うことが必要である．

WHOの鍼の基礎教育と安全性に関するガイドライン[12]において，鍼治療における感染対策は皮下注射や筋肉注射などと同様に行うことを推奨し，①清潔な施術環境の保持，②施術者の清潔な手指の保持，③施術野の皮膚消毒の徹底，④鍼や器具の滅菌と適切な管理，⑤無菌的な手法による刺鍼，⑥鍼や消毒綿花の廃棄などを重要項目として述べている．

上記①清潔な施術環境の保持では滅菌済みの鍼や器具を置く作業領域の清浄度を高く保つことは重要であるが，治療で用いるリネン類の衛生管理も大切である．リネン類の管理について，CDCは一般に65～100℃の熱水による処理は感染が問題となるほとんどの微生物を死滅させることができるとし，「71℃25分の熱水洗浄」を規定している．熱水が使用できない場合には「22～55℃の低温水での洗浄に塩素系漂白剤を加える」方法を推奨している[13]．

②施術者の清潔な手指の保持については，手指の洗浄が中心となっているが，CDCガイドライン[14]では，処置後に手指が目に見えて汚染されている場合は石けんと流水による手洗いを行い，目に見える汚染のない場合は手洗いを必要とせず，速乾性擦式消毒剤を用いた手指消毒を行うことを推奨している．④鍼や器具の滅菌と適切な管理について強調されることは，単回使用毫鍼の滅菌済み鍼を用い，1回限りの使い捨てを徹底することであり，さらに，吸角用のカップ，シャー

レやピンセット等，再使用をする器具は，適切に洗浄・滅菌処理を行い，滅菌終了後は安全で清潔な場所に保管することである[13].

　感染防止は患者側，施術者側双方に対する防御が必要である．施術者自身が感染しないこと，感染源にならないことが大切であり，感染症に対する抗体の確認，ワクチンの接種を含めた自己管理が必要となる．また，標準予防策としての指サック・グローブ，マスクの装着についても医療の質を確保するために推奨される重要な対策である．手指の洗浄・消毒，機器の洗浄・滅菌，施術野の消毒，使用消毒剤の選択と管理，環境の衛生管理，医療廃棄物処理など総合的な対策が必要である．それぞれの項目について『鍼灸医療安全ガイドライン』を参考に適切な対策が望まれる．

（楳田高士）

参考文献

1) 藤原義文：鍼灸マッサージに於ける医療過誤―現場からの報告―．山王商事，2004．
2) 日本看護協会・編：看護業務基準案．2007年改訂版，pp439-441．
3) 日本医師会・編：医療従事者のための医療安全対策マニュアル．2007，pp114-115．
4) 尾崎昭弘：図解鍼灸臨床マニュアル．医歯薬出版，2003，pp352-357．
5) 尾崎昭弘・他編：鍼灸医療安全ガイドライン．医療事故の防止対策，医歯薬出版，2007，pp47-58，84-85，93-97，135，136．
6) 日本医師会・編：医療従事者のための医療安全対策マニュアル．2007，p105．
7) 畑尾正彦：看護によく効くPOS－初心者からエキスパートナースまでのPOS－．照林社，1997，pp62-73．
8) 川村治子：書きたくなるヒアリ・ハット報告，体験から学ぶ看護事故防止のツボ．医学書院，2000，pp13-18．
9) 日本医師会・編：医療従事者のための医療安全対策マニュアル．2007，p70．
10) 芦原　睦：ストレスと疾患，自律訓練法．*Nikkei Medical*，8，105-108，2001．
11) 日本臨床工学技士会医療機器管理指針策定委員会：2007医療機器の保守点検に関する計画の策定及び保守点検の適切な実施に関する指針．ver. 02．
12) 川喜田健司・他：鍼の基礎教育と安全性に関するガイドライン（WHO，1999）．全日本鍼灸学会雑誌，50（3）：505-525，2000．
13) 大久保憲・監修：消毒薬テキスト，エビデンスに基づいた感染対策の立場から．第3版，協和企画，2008，pp55-57．
14) Hicpac, et al : Guideline for hand hygiene in health care settings. *MMWR*, 51 (RR-16) : 1-45, 2002.

V. 鍼灸医療事故発生後の対処

　鍼灸医療事故が発生したときは，適切に対処し，その障害や被害の拡大を最小限に止める．そのためには，普段から必要な安全確保の措置を講じ，鍼灸医療従事者全員に緊急時の対応，行動などを周知徹底しておく．

　医療法の「第一章 総則」では，(医療は) 医療従事者と患者との信頼関係に基づき，患者の心身の状況に応じて行われること，その内容は，良質かつ適切なものであること，医療従事者は医療を行うに当たり，適切な説明と患者の理解を得ることとしている．また，「第三章 医療の安全の確保」では，指針の策定，従業員に対する研修の実施，医療の安全の確保・体制の整備などを義務化している[1]．

　鍼灸医療でも，医療法の定めに準じて医療に共通する基本的な安全確保や，体制の整備を図り，事故発生の防止に努める．万が一，事故が発生したときは適切に対処する．

▶医療法（条文の抜粋）◀

第一条の二の1　医療は，生命の尊重と個人の尊厳の保持を旨とし，医師，歯科医師，薬剤師，看護師その他の医療の担い手と医療を受ける者との信頼関係に基づき，及び医療受ける者の心身の状況に応じて行われるとともに，その内容は，単に治療のみならず，疾病の予防のための措置及びリハビリテーションを含む良質かつ適切なものでなければならない．

第一条の四の1　医師，歯科医師，薬剤師，看護師その他の医療の担い手は，第一条の二に規定する理念に基づき，医療を受ける者に対し，良質かつ適切な医療を行うよう努めなければならない．

第一条の四の2　医師，歯科医師，薬剤師，看護師その他の医療の担い手は，医療を提供するに当たり，適切な説明を行い，医療を受ける者の理解を得るよう努めなければならない．

第六条の一〇　病院，診療所又は助産所の管理者は，厚生労働省令で定めるところにより，医療の安全を確保するための指針の策定，従業員に対する研修の実施その他の当該病院，診療所又は助産所における医療の安全を確保するための措置を講じなければならない．

▶ 1. 生命の危険度と医療事故のレベル分類

1) 生命の危険度の判断

　事故が起きたときは，生命に対する危険度の判断を最優先する．この判断の誤りや対応の遅れは，（事故後の）患者の生命，予後を大きく左右する．

　生命に対する危険度[2]は，表V-1の5段階で判断する．

表V-1　生命に対する危険度の5段階

01：極めて高い
02：高い
03：可能性あり
04：可能性はあるが低い
05：ない

2) 医療事故のレベル分類

医療事故は，その結果よりレベル5〜0の6段階に分けられる（表V-2）[3,4]．

事故による患者の死亡（原疾患の自然経過によるものを除く）は，レベル5に該当する．

永続的な障害（高度〜軽度）で，後遺症が一生残るのはレベル4に該当する．

一過性の障害で，バイタルサインが高度〜中等度に変化し，患者に新たな治療や処置が必要となった有害事象はレベル3に該当する．

一過性の障害で，処置や治療は行われなかったが，バイタルサインが軽度に変化した有害事象はレベル2に該当する．

事故は起きたが，患者に被害（実害）がなかった事例はレベル1に該当する．

危うく事故になりそうになった事例は，レベル0に該当する．

しかし，医療事故発生直後は，この医療事故のレベル分類に示す障害の継続性・程度，障害の内容などが不定で，確定しづらい．事故発生直後は，患者の生命の危険度や刻々と変化する状態の推移を適切に把握し，迅速に対応する．

表V-2 医療事故のレベル分類（事故レベル[3]，影響度分類[4]を改変）

レベル	障害の継続性	障害の程度	障害の内容
レベル5	死亡	―	患者が死亡（原疾患の自然経過によるものを除く）
レベル4	永続的	高度〜軽度	永続的な障害で，後遺症が一生残る（レベル4b：有意な機能障害や美容上の問題を伴う．レベル4a：有意な機能障害や美容上の問題を伴わない）
レベル3	一過性	高度〜中等度	バイタルサインが高度〜中等度に変化し，新たな治療や処置が必要となった有害事象の発生（レベル3b：手術，人工呼吸器の装着，入院日数や外来回数の増加など濃厚な処置や治療が必要となり，予定外に治療期間が延長．レベル3a：消毒や湿布，鎮痛剤の投与など簡単な処置や治療が必要となる）
レベル2	一過性	軽度	バイタルサインに軽度の変化（心拍数ー脈拍ー，呼吸数，血圧，体温などが軽度に変化）した有害事象の発生．処置や治療は行われなかったが，心身への配慮や検査などの必要性が生じた
レベル1	なし	―	事故が起きたが，患者に実害はない（何らかの被害を与えた可能性は否定できない）
レベル0	―	―	①患者に医療行為が実施されなかったので被害はない．しかし，実施されていれば何らかの被害が起きたと予測される ②医療行為の準備段階で錯誤しそうになった

2. 事故発生直後の対応

　事故発生直後の患者の状態から，生命の危険度が高いと判断したときは救命・救急を最優先に考え，最善を尽くす．自己の保身や，鍼灸院または組織・機関の評判等を優先的に考えて行動しない．

1）患者の生命，状態に応じた対応

　事故発生直後の患者の生命の危険度，状態をできる限り適切に把握し，迅速に対応する．生命，状態などの判断の誤り，不適切な対応は患者の生命・予後を左右する．
　また，事故後の患者の状態は，常に一定とは限らない．事故直後は軽症のように感じても，(悪いケースでは)中等度→高度→重篤と急速に推移して死亡することもある（気胸など）．患者の状態の推移には，十分に注意する．

(1) 患者が死亡した場合

鍼灸院での対応

　患者の死亡を確認した当事者または最初の発見者（院長を除く）は，直ちに院長に報告する．院長は，直ちに医師に連絡を行い，「死亡の確認」のための来院を要請する．さらに現場に行き，死亡を確認する．
　医師により死亡が確認された場合は，院長は速やかに家族・遺族に連絡する．連絡・対応にあたっては，患者の尊厳を尊重し，家族・遺族の気持ちを配慮して誠実に接する．
　事故に対する緊急な対応が終わったら，死亡に至った事実とその経緯をまとめ，さらに原因・過失の有無などについての見解をまとめる．過失が明らかになった場合には，速やかに家族・遺族に謝罪し，今後，誠意をもって対処することを説明する．同時に，再発の防止を図る．

医療機関，教育機関等での対応

　患者の死亡を確認した当事者または最初の発見者は，直ちに責任者に報告する．責任者は，組織・機関内に医師がいる場合は速やかに「死亡の確認」を依頼する．医師がいない場合は，直ちに医師に連絡を行い，確認のための来院を要請する．さらに，緊急時連絡網にしたがい，直ちに死亡事故発生の連絡を行う．
　家族・遺族への連絡にあたっては，患者の尊厳を尊重し，家族・遺族の気持ちに配慮して誠実に接する．また，説明にあたっては，適切な場所を確保する．死亡した患者と家族・遺族の対面の場所・時間等にも配慮する．
　事故に対する緊急な対応が終わったら，速やかに「事故調査委員会」を設ける．事

故調査委員会は，（死亡事故発生から）遅くとも24時間以内に設ける．当事者または最初の発見者は，実際に遭遇した事実を報告書にまとめ，委員会に提出する．

委員会では，死亡の事実関係を詳細に調査し，検討してその原因・過失の有無などの見解をまとめる．見解は，直ちに組織の責任者（長）に報告し，（組織としての）判断を仰ぐ．過失が明らかになった場合には，速やかに家族・遺族に謝罪し，今後，誠意をもって対処することを説明する．さらに，組織の責任者（長）は再発防止策の検討を指示する．

(2) 生命が危険または患者の全身状態が急速に悪化した場合

鍼灸院での対応

救命・救急を最優先し，救急車の出動要請を行う．

① 意識がない場合

直ちに救急車を手配し，救命処置を開始する．心肺停止のときは，直ちに蘇生の応急手当（救急手当）を行う（心肺蘇生法，CPR；cardio-pulmonary resuscitation）（表Ⅴ-3）[5]．

AED（Automated External Defibrillator；自動体外式除細動器）（図Ⅴ-1）が院内に設置されている場合は，直ちに持ってくるように依頼する．院内に設置していない場合は，鍼灸院のすぐ近くにAEDの設置場所があるときに限り，そこから早急に持ってきてくれるように依頼する．一般的に都会では，AEDは学校・保育施設（小・中・高校，大学・各種学校など），商業施設（デパート・駅ビル・商店街・コンビニなど），公共交通機関（駅・電車・バス・タクシーなど），体育・スポーツ施設（運動場・体育館など），公園・文教・娯楽施設（図書館など），医療施設（病院・診療所・医院など），介護・福祉施設，官公署（都道府県庁・市役所など），消防・海保・防衛関係施設，宿泊施設（ホテル・旅館など），その他，不特定多数の利用施設などに設置されていることがある．普段から設置場所の有無，緊急時の使用法などを確認しておく．

② 意識がある場合

患者の名前を呼び，その反応を確認する．患者が不安やパニック状態に陥っているときは，患者に付き添い，絶えず言葉をかける．患者を一人にしない．患者の安定を図り，障害を和らげ，さらなる害を回避する．

同時に，院内に他のスタッフがいる場合は緊急事態の発生を知らせ，応援を求める．さらに直ちに救急車を手配し，医療機関を受診（医師）させる（図Ⅴ-2）．受診時は，患者に同行して医師に事故の発生状況等を説明する．

事故発生時の報告→3.死亡または重篤な障害の発生時の報告・連絡（p40）．

表V-3 救命処置（心肺蘇生法とAEDの使用）の実施手順（救命処置[5]を改変）

手順	処置の方法	実施方法
1	状況の確認	周囲の安全を確認する
2	意識の確認	意識の有無を確認する
3	応援を呼び，AEDを手配	声をあげて周囲の人に応援を求める．応援に駆けつけた人にAED（自動体外式除細動器）を持ってきてくれるように要請する
4	気道の確保	仰向けに寝かせ，顎を上に持ち上げる
5	人工呼吸	鼻を押さえ，胸部が軽く膨らむように口から息を約1秒間吹き込む（1回目）．鼻を押さえていた手を離し，口を離して2秒間待つ．2回目の息の吹き込みを行う．この人工呼吸（2回）を，胸部圧迫30回と交互に繰り返す
6	胸部圧迫（心臓マッサージ）	左右の乳頭を結んだ線と正中線が交わるところに手を重ね，付け根をあてる．4～5cm沈む程度に圧迫する．約100回/分の速さで圧迫を30繰り返す．心臓マッサージの効果は，堅いところに寝ていないと半減する．この場合は，背中に板などを入れる
7	繰り返す	手順の5，6を繰り返す
8	AED到着	電源を入れ，電極パットを装着する
9	心電図の解析	自動的に心電図の解析が開始し，電気ショックの要・不要を判断
10	電気ショック	充電完了の音声メッセージとともに，「みんな離れて！」と注意を促し，ショックボタンを押す
11	心肺蘇生法の再開	胸部圧迫30回と人工呼吸2回の組み合わせを約2分間行う
12	AEDと心肺蘇生法の繰り返し	再度，電気ショックを1回行い，胸部圧迫と人工呼吸を再開する．以後，心電図解析→電気ショック→心肺蘇生法の再開の手順を約2分間おきに繰り返す

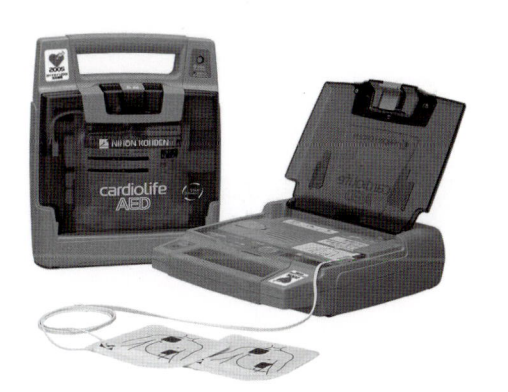

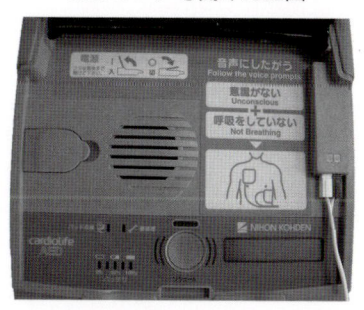

図V-1　AED（自動体外式除細動器）の例（日本光電による）

38　2. 事故発生直後の対応

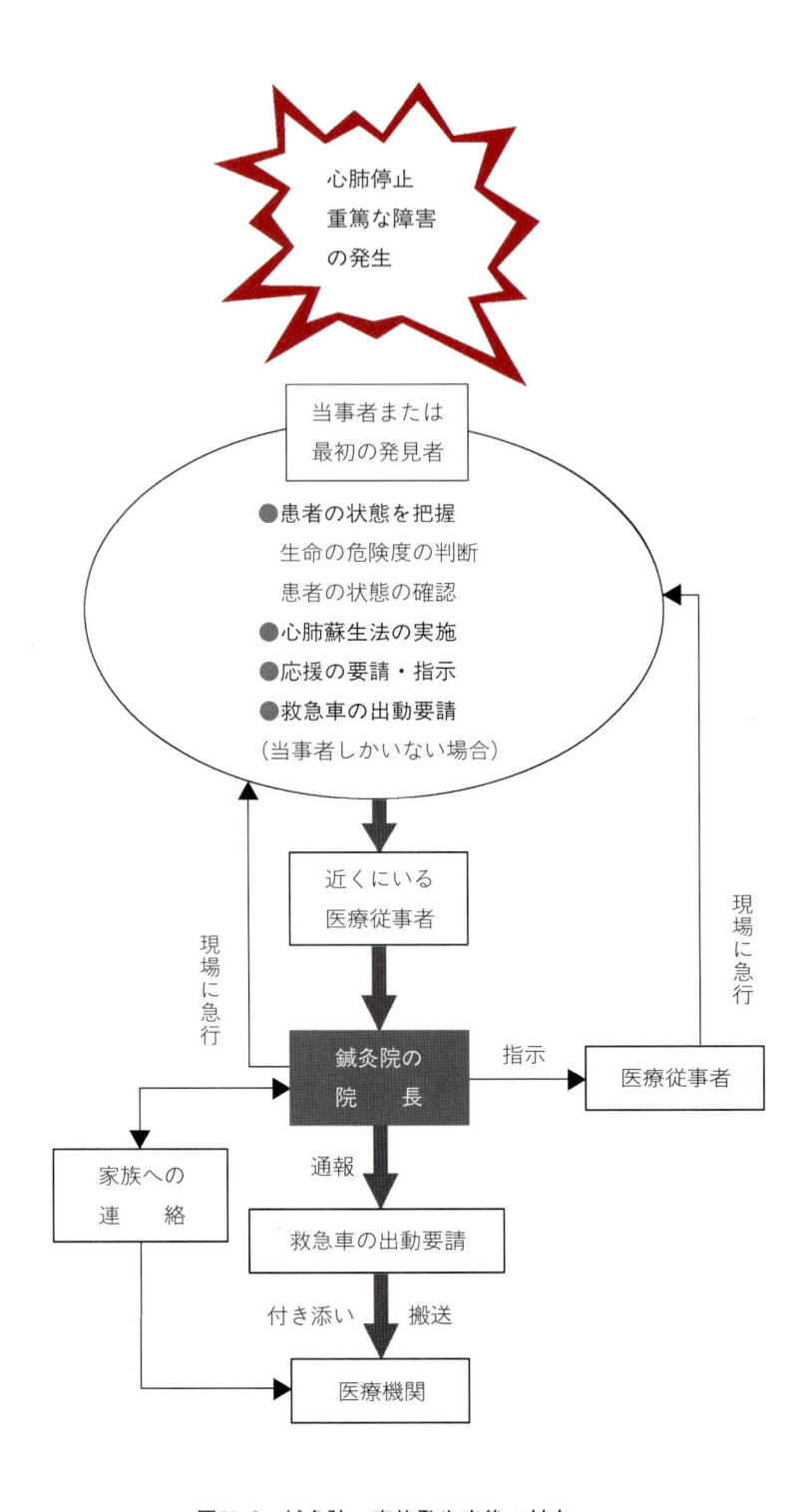

```
        ╭─────────╮
        │ 心肺停止  │
        │ 重篤な障害 │
        │ の発生   │
        ╰─────────╯
              ↓
     ┌──────────────┐
     │ 当事者または   │
     │ 最初の発見者   │
     └──────────────┘
   ╱                  ╲
  │ ●患者の状態を把握    │
  │   生命の危険度の判断  │
  │   患者の状態の確認   │
  │ ●心肺蘇生法の実施    │
  │ ●応援の要請・指示    │
  │ ●救急車の出動要請    │
  │ （当事者しかいない場合）│
   ╲                  ╱
              ↓
     ┌──────────────┐
     │ 近くにいる     │
     │ 医療従事者    │
     └──────────────┘
              ↓
     ┏━━━━━━━━━━━━━━┓  指示  ┌──────────┐
     ┃ 鍼灸院の      ┃─────→│ 医療従事者 │
     ┃   院　長     ┃       └──────────┘
     ┗━━━━━━━━━━━━━━┛
         ↓ 通報
   ┌──────────┐
   │ 家族への  │    ┌──────────────┐
   │ 連　絡   │    │ 救急車の出動要請 │
   └──────────┘    └──────────────┘
              付き添い ↓ 搬送
              ┌──────────┐
              │ 医療機関  │
              └──────────┘
```

（左側矢印：現場に急行／右側矢印：現場に急行）

図Ⅴ-2　鍼灸院の事故発生直後の対応

医療機関，教育機関等での対応

救命・救急を最優先する．当事者または事故の最初の発見者は，直ちに他のスタッフに緊急事態の発生を知らせ，必要な人員を確保する．

① 意識がない場合

直ちに救命処置を開始する．心肺停止の場合は，直ちに蘇生の救急手当を行う（表V-3）[5]．AED（自動体外式除細動器）（図V-1）が医療機関・教育機関等に設置されている場合は，直ちに持ってくるように依頼する．

② 意識がある場合

患者の名前を呼び，その反応を確認する．患者に絶えず言葉をかけ，一人にしない．患者の安定を図り，障害を和らげ，さらなる害を回避する．

組織・機関内に医師がいる場合は，医師に緊急診察の依頼〔緊急呼出し；エマージェンシーコール（EMコール）〕を行う．医師が到着したら，その指示に従う．

組織・機関内に医師がいない場合は，直ちに救急車を手配し，医療機関を受診（医師）させる．受診にあたっては患者に付き添い，医師に事故の発生状況等を説明する．

事故発生時の報告→3.死亡または重篤な障害の発生時の報告・連絡（p40）．

(3) 患者の状態が不安定で，悪化のおそれがある場合

鍼灸院での対応

患者に，直ちに医療機関を受診（医師）するように勧める．

患者に受診の了解を得た場合は，「受診先に心当たりがありますか」と尋ね，心当たりが「特にない」と答えたときは，病院または医院を紹介（手配）する．受診にあたっては，事前に診察の依頼を行う．受診時は患者に付き添い，医師に事故の発生状況等を説明する．

事故発生時の報告→4.死亡または重篤な障害以外の事故の報告（p42）．

医療機関，教育機関等での対応

患者に，直ちに受診（医師）するように勧める．

患者に受診の了解が得られたら，組織・機関内に医師がいる場合は直ちに医師の診察を依頼する．組織・機関内に医師がいない場合は，鍼灸院の対応と同様に病院または医院を紹介（手配）する．事前に診察の依頼を行い，患者に付き添う．受診時は，医師に事故の発生状況等の説明を行う．

事故発生時の報告→4.死亡または重篤な障害以外の事故の報告（p42）．

(4) 患者の状態が安定している場合

しばらく経過を観察する．状態に変化がなければ，「帰宅途中または帰宅時に，不調に気づいたときはすぐに施術者に連絡する」「医療機関を受診（医師）する」ことなど

を伝え，帰宅させる．帰宅後の状態は，電話などで確認する．
　事故発生時の報告→4.死亡または重篤な障害以外の事故の報告（p42）．

2）事故原因の排除

　さらなる被害の拡大を回避する．事故の原因となった危険な施術は直ちに止め，安全な施術を優先する．さらに，事故を起こした不良な機器，器具などを現場から緊急に取り除き，保全する（原因究明や証拠の保存）．

　ハーバード大学病院使用のマニュアル（2006）[6]では，「欠陥ある装置，安全でない治療システム，極めて不完全なプロトコールなど，患者の安全を脅かすものはいかなるものでも緊急に排除する」としている．

3）事故の当事者への配慮

　患者の死亡または重篤な障害の発生では，（当事者は）多かれ少なかれ自責の念にかられ，ショック等で精神的にも混乱をきたす．

　患者の死亡または重篤な障害の発生では，院内に当事者のみしかいない場合，人手が足りない場合はやむを得ないが，鍼灸院または医療機関，教育機関等に適切な対応ができるスタッフがいるときは，当事者を事故直後の処理メンバーから除き，できるだけ現場から離す．

▶ 3．死亡または重篤な障害の発生時の報告・連絡

1）鍼灸院または医療機関・教育機関等での報告・連絡

鍼灸院の場合

　死亡または重篤な障害発生時の当事者または最初の事故発見者，または現場近くにいて応援に駆けつけた医療従事者は，直ちに院長（当事者である場合を除く）に事故の発生を報告する（図Ⅴ-2）．

　院長は，直ちに正確な状況を把握し，冷静に判断して，必要な指示をスタッフに伝える．指示は，語尾まで明瞭に伝える．指示を受けたスタッフは，簡潔に復唱し，指示の内容を確認する．さらに，速やかに現場に急行し，患者の状態を確認して最善の処置を取る．救急車の出動要請を行い，家族へ連絡する（図Ⅴ-2）．事故に関係する物品・記録物は破棄せず，保存する（証拠の保全）．

医療機関，教育機関等の場合

　当事者または最初の事故発見者，現場近くにいて応援に駆けつけた医療従事者は，直ちに（当該部門の）責任者に事故の発生を報告する．

報告を受けた責任者は，直ちに正確な状況を把握し，対応方針を決定して必要な指示を与える．さらに，現場に急行して患者の状態を確認し，救命や被害の拡大防止に全力を尽くす．証拠となる物品，記録物などは保存し，現場の保全に努める．

事故の発生は，組織の安全管理体制や緊急時連絡網などにしたがって直ちに連絡する（→Ⅵ．システムとしての鍼灸医療事故の防止）．

2）家族への連絡

院長（または責任者）は，家族に事故の発生を簡潔明瞭に告げ，至急に来院してくれるように連絡する．患者が，すでに救急車等で病院または医院に搬送され，受診または入院している場合はその場所を連絡する．

なお，患者・家族への連絡先は緊急事態等の発生に備え，鍼灸カルテに記載しているものを活用する．ただし，その後に変更している場合があるので，患者の意識が鮮明なときは「誰に連絡をしますか」と尋ね，連絡して欲しい家族の有無，連絡先を確認する．

3）緊急報告を受けた組織の責任者（長）の対応

死亡事故または重篤な障害の報告を受けた組織の責任者（長）は，緊急に医療事故対策会議を招集する．会議では，事故情報の共有化を図り，原因を究明して組織・機関等の対応を意思決定し，再発防止策を策定する．

さらに会議では，患者・家族への対応，事故の当事者への対応，職員への説明・対応，警察・行政機関など関係機関への対応，報道機関への対応，弁護士の依頼などについても協議・決定する．最終的な結論が出た段階で，正式に患者・家族や関係者へ説明する．

さらに組織の責任者（長）は，医療事故処理を率先して指揮する．対処は，迅速かつ適切，行動はスピーディに行う．

すべての緊急時の対応が一段落したら，事故の対応を検証し，対応の不備を探る．不備が特定され，原因がシステムの欠陥にあるときはそれを改善する．この改善策は，（事故の）再発防止に欠くことができない．

4）緊急時の連絡・対応の習慣化

死亡事故または重篤な障害発生時の緊急連絡や救急手当などは，すぐには適切にできない．普段から事故を想定した訓練を定期的に行い，習慣化しておく．事故発生時の役割分担，連絡方法，対応の仕方なども習慣化しておく．緊急時連絡網は，常に新しいものに更新しておく．

5) 保険会社（または代理店）への報告

　鍼灸師の賠償責任保険制度に加入の場合は，速やかに医療事故通知書により保険会社（または代理店）に連絡し，指示を受ける．急ぎの場合は，電話で医療事故の発生を保険会社（または代理店）に伝え，担当者から必要な指示を受ける(→Ⅷ．鍼灸師の保険)．

4．死亡または重篤な障害以外の事故の報告

　患者の状態が不安定で悪化のおそれがある場合は，直ちに院長（当事者である場合を除く）または当該部門の責任者に報告する．緊急を要する事故の発生は，直ちに口頭で報告し，その後に文書で報告する．報告を受けた院長または責任者は，事故の状況を正確に把握し，スタッフに必要な指示を与える．事故直後の緊急的な対処が一段落したら，（院長または責任者は）家族へ連絡する．

　事故が起きたが，患者に実害はなかった事例，ならびに医療事故には至らなかったが，もしかすると患者に有害な事象を起こしたかもしれない事例は，速やかに院長または当該部門の責任者に報告（文書）する．報告は，組織・機関等が定める所定の様式（書式）で行う．

　その他，日常の治療で危険と思われる状況は，適宜，院長または当該部門の責任者に報告（文書）する．報告書を提出した者に対し，当該報告書を提出したことで不利益な処分を行ってはならない．

　鍼灸師の賠償責任保険制度に加入の場合は，速やかに医療事故通知書により保険会社（または代理店）に連絡し，指示を受ける(→Ⅷ．鍼灸師の保険)．

5．事故の記録

　事故の記録は，患者・家族への説明を含め，事実を客観的かつ正確に記録する．憶測，自己反省文や自己弁護，批判，感情的内容などは書かない．事故の発生記録は，（原則として）経時的記録とする．

1) 鍼灸カルテへの記録

　鍼灸院の院長または医療機関，教育機関等で記録の指名を受けた者は，事故後に鍼灸カルテへ正確に記録する．とりわけ死亡事故または重篤な障害の訴訟では，証拠となるので，関係者全員に事実を確認し，以下の事項を客観的かつ経時的に記録する．
- いつ，どこで，誰が，何を起こしたのか
- どのように実施したため，事故が起こったのか
- 患者の反応・状態はどうか

- 生命の危険度はどうか
- 患者にどのような回復処置・ケアがなされたのか
- 患者・家族への説明，やりとりの内容
- 記録者の署名（署名はフルネームで行い，記録の責任を明確にする）と年月日・時間など．

患者の状態が急変したときは，その時刻をできるだけ正確に記載する．不正確な場合でも「何時何分ごろ」と記載する．

患者・家族への説明や，やりとりの内容の記載については，話合いをもった年月日・時間・場所，出席者の名前・患者との関係，話合いの内容，患者・家族の理解度，患者側からの質問ならびに回答などを記す．

なお，事故後に新しい事実が加わり，追記した場合はその年月日・時間を記し，記載者の署名をする．記録の年月日が異なったり，記録者が異なる場合もその都度，記録者の署名や年月日を記入する．

記載にあたっては，根拠のない断定的な表現や，誤解を受けるような曖昧な表現を避ける．事実のみを客観的かつ正確に記す．

また，修正は修正前の記録がわかるように2本線などで消し，訂正者の署名・年月日・時間を添える．修正液や消しゴムなどは用いない．筆記具には，ボールペン（黒）などを用い，消されるおそれのある鉛筆は用いない．

2）事故報告書の作成・保管

事故を起こした当事者が明確な場合は，当事者本人が事故報告書を作成する．事故報告書は，所定の様式に事実経過がわかるように記載する（→付5．資料）．事故を起こした当事者が不明の場合は，最初に事故を発見した者または責任者が行う．

通常，事故報告書には当事者（報告者）の所属・氏名・経験年数，患者の氏名・疾患名（または症状），発生日時，発生場所，事故の経過，緊急の処置（救命・救急のために行った救急手当など），患者の状況，再発防止のための取り組み（考え）などを記載する．

事故報告書は，適切に保管する．医療機関ならびに教育機関等では，文書保管の規定にしたがって保管する．

6. 患者・家族への説明

1）事故発生直後の患者・家族への説明

　説明は，原則として複数の者で行う．

　説明に先立ち，鍼灸院での事故の原因が施術者側にあることが明らかな場合は，院長または当事者が謝罪し，今後，誠意をもって対処する旨を説明する．医療機関，教育機関等での死亡事故または重篤な障害の発生では，責任者(長)，責任者，当事者が同席して謝罪し，今後，誠意をもって対処する旨を説明する．

　保険加入がある場合は，鍼灸院での事故の原因が施術者側にあると考えられる場合であっても，すべての責任があるものと安易に判断をせず，まずは保険会社へ事故状況を報告し，事前の対応について指示を仰ぐ．

　患者・家族には，事故に遭われたことに対して謝罪し，今後，誠意をもって対応する旨を説明するが，被害者からの具体的な要望に対しては安易に回答はせず，保険会社からの指示を仰ぐ．

　事故の原因が不明な場合は，遺憾の意を表明し，事故原因について今後，因果関係を十分調査して，なるべく早期に原因究明を行い説明することを伝える．原因が不明な場合は，すべての事実が判明する前に責任をとる発言はしない．

　説明では，何が起こり，どのような状態にあるのか，どのような回復処置がなされているのか，見通しはどうか，信頼できる新しい情報，などを伝える．患者・家族の疑問をできるだけなくすように努める．ごまかさず，隠さないで事実を正確に伝える．言い訳はしない．憶測や不確かな会話は避ける．このような会話は，後日に誤解を生じる元となる．

　事故の原因究明が終わり，改善策（再発防止策）が計画されたら，患者・家族にそのことを伝える．

　説明で理解が得られないときは，その後も引き続き（必要に応じて）話合いの場を設ける．話合いは誠意をもって行い，患者・家族の疑問をできるだけなくすように努める．

　ハーバード大学病院使用のマニュアル（2006)[6]では，次のようにしている．
- 医療事故が発生した際は，隠さない，ごまかさない，逃げない姿勢が正しいと強調
- 過失の有無が不明な段階でも分かる範囲で状況を説明し，責任があることを表明する
- 遺憾の意を表す
- (原因が明らかな) 過誤が判明したときは謝罪する

●再発防止策を示す

さらに,「医療過誤訴訟の3分2は,責任をとり,謝罪し,隠し立てしないで意見を交換するのを怠ったことに由来する」と述べている.

(1) 説明者の決定と説明場所

鍼灸院に当事者しかいない場合はやむを得ないが,当事者以外に院長がいる場合は(原則として)院長が説明にあたる.当事者は,状況に応じて同席する.患者の治療を引き継ぎ,新たな担当者になった者も説明の場に同席する.

鍼灸院または医療機関,教育機関等に患者の信頼が厚い医療従事者がいるときは,その者が最初の説明を行う.なお,説明の場所は静かで落ち着いて話ができる個室が望ましい.

(2) 患者への説明

最初の説明は,医療事故の発生が確認され,患者がその説明を受ける心の準備ができ次第,直ちに行う.相手の知識や理解力を正しく評価し,わかりやすく,事実に基づいて説明する.また,重篤な障害を起こした当事者が,精神的ショックなどで担当を交代した場合もその旨を最初に伝える.

患者への説明は,
●何が起こったのか
●どのような状況にあるのか
●今,現れている障害や症状の予後はどうか
などを中心にわかりやすく話す.

なお,患者への最初の説明は医療事故発生後24時間以内に行うことが望ましい.

また,鍼灸院(または医療機関,教育機関等)の他の医療従事者にも,なるべく早く事故の概要を伝え,一貫性のある対応を行う.

(3) 家族への連絡と説明

家族に電話などで,医療事故が起きたことを伝える.

死亡事故または重篤な障害発生直後の家族・遺族への連絡は,至急に来院していただくことを主眼とする.詳細な説明は,来院してから行う.

連絡では,簡潔に事故が発生した事実,事故後の現在の状況などを伝える.憶測される事項,不確かな事項の言及は避ける.

また,死亡事故または重篤な障害での家族・遺族への説明にあたっては,その心情を十分に配慮し,事実経過を隠すことなく説明する.説明にあたっては,事前に家族・遺族の待機場所,説明場所などを用意する.

2）説明時の会話（コミュニケーション）での注意

　説明時の不注意な会話は，患者・家族の心的外傷をさらに増幅し，その後の話合い（解決）を妨げる（図V-3）．説明時は，良い会話（コミュニケーション）を心がける．

　説明時は，患者・家族の医療の知識や理解力を正しく評価し，ゆっくりと，わかりやすく話す．説明は，（鍼灸カルテ等の記録を確認して）事実に基づいて話す．（患者・家族の）話は，冷静によく聴く．事故に対する主張や要望がある場合は，的確に把握する．質問を受ける時間も十分にとる（表V-4）．

　なお説明時は，自分ひとりで一方的に話さない．決めつけ・偏見・主観，患者の人格・人権を侵害するような表現などもしない．憶測や不確かな会話は避ける．わかりにくい東洋医学用語，医学用語や外国語は，（原則として）使用しない．やむを得ず使用するときは，用語の説明を加え，理解されたことを確認する．また，事故の説明は単純化しすぎると分かり難くなるし，多すぎると患者・家族を混乱させるので，説明にあたっては注意する（表V-4）．

3）説明時の態度での注意

　説明時は，無神経な態度，隠蔽（いんぺい）的な態度，門前払い的な対応をとらない．おおげさな身振り，威圧的・権威的な態度もとらない（表V-4）．このような態度・対応は，不適切な会話と同様，患者・家族の心的外傷をさらに増幅し，その後の話合い（解決）を妨げる．

4）謝罪または遺憾の意の表明

　事故の原因が当事者またはチーム，組織にあることが明白な場合は，患者・家族に謝罪し，今後，誠意をもって対応することを伝える．謝罪は，その患者を癒すためにできる最も有効な手段の一つである[6]．

　保険加入がある場合は，鍼灸院での事故の原因が施術者側にあると考えられる場合であっても，すべての責任があるものと安易に判断をせず，まずは保険会社へ事故状況を報告のうえ，事前の対応について指示を仰ぐ．被害者からの具体的な要望に対して安易に回答はせず，保険会社からの指示を仰ぐ．

　事故の原因が不明な場合は，遺憾の意を表明するとともに，事故原因について今後，因果関係を十分調査して，なるべく早期に原因究明を行い説明することを伝える．原因が不明な場合は，すべての事実が判明する前に責任をとる発言はしない．

　遺憾の意の表明は，事故の原因が不明でも「鍼灸や手技の治療を受けたことにより，事故に遭遇した」「鍼灸や手技を受療しなかったら，事故に遭っていない」ことから，

●契約（準委任契約）違反（債務不履行）
●治療の安全を図る義務違反（注意義務違反）

V. 鍼灸医療事故発生後の対処　47

【患者・家族】　　　【施術者】

感情の起伏が　　　不注意な会話
大きい　　　　　　不適切な態度

患者・家族の心的外傷の増幅

不信感，治療の疑惑，落胆，
孤立感，不安，恐れ，怒りなど

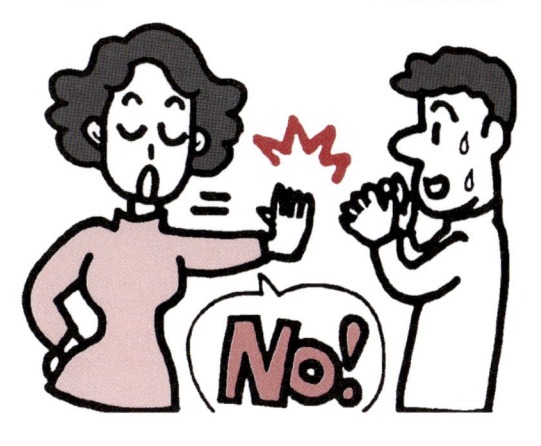

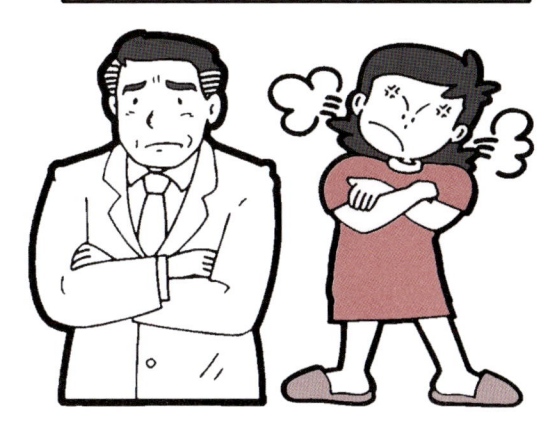

図V-3　説明時の不注意な会話，不適切な態度による心的外傷の増幅

表V-4　良好な会話（コミュニケーション）をするための注意

良い会話をするための注意	するべきでない会話と態度
●相手の知識や理解力を正しく評価	●自分ひとりで一方的に話す
●ゆっくりと，わかりやすく話す	●決めつけ・偏見・主観
●事実に基づいた説明をする	●人格・人権を侵害するような表現
●相手の話を冷静によく聴く	●憶測や不確かな会話
●主張や要望を的確に把握する	●わかりにくい専門用語の使用
●質問を受ける時間を十分にとる	●事故の単純化や多すぎる情報
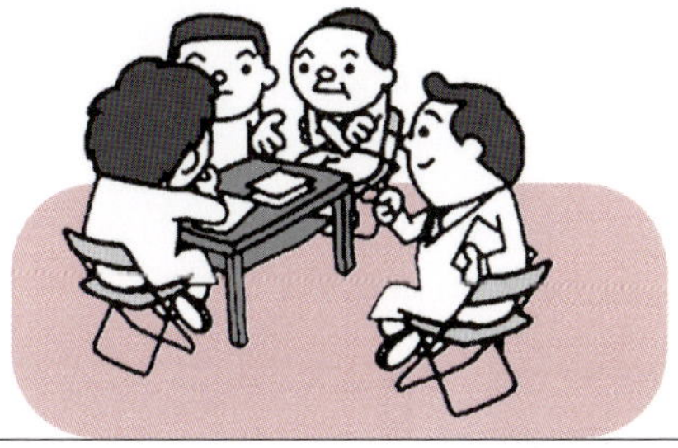	●おおげさな身振り
	●門前払い的な対応
	●無神経な態度
	●隠蔽（いんぺい）的な態度
	●威圧的な態度
	●権威的な態度

になることに基づく．このことより，過失の有無にかかわらず最初に，治療が思いどおりいかずに事故が起きて申し訳ないということを表明する（遺憾の意）．遺憾の意の表明では，たとえば「自分の施術が原因でご迷惑をおかけしました」というような言葉を用いる．

ハーバード大学病院使用のマニュアル(2006)[6]では，「原因が明らかな過誤」が発生した場合には，

- 過誤の発生を認め
- 責任をとり
- 謝罪し
- なぜそれが発生したかを明らかにすることを確約する，

としている．

また，「原因が明らかでない（不明な）過誤」の発生では，

- 遺憾の意を表明し
- 何が起こったかを説明し
- さらなる障害を軽減するために行われることを話合う，

としている．

さらに，原因が不明な過誤では「すべての事実が判明する前に，早合点したり，自分自身やだれか特定の人を非難したり，医療事故の責任をとったりしないこと」としている．

5）説明にあたっての留意事項（心的外傷）

医療事故が発生すると，患者・家族は（程度の差があれ）不信感，落胆，治療についての疑惑，孤立感，不安，恐れ，怒り，などを示す（心的外傷または精神的外傷）（図V-3）．とりわけ，生命を脅かすような重篤な障害では，心的外傷が大きく，感情の起伏も大きい．死亡事故では，「どうしてこんなことになったのか」という家族・遺族の思いも強い．

したがって，このような心的外傷が強い状況下では，「事故の発生そのものに触れるとき」「事故の程度（軽い・重いなど）に触れるとき」「事故の予後や見通しを話すとき」などは特に敏感なので注意する．

また，コミュニケーションの失敗，説明時の不適切あるいは無神経な対応などはますます患者・家族の信頼を損ね，心の傷をさらに深める（図V-3）．

ハーバード大学病院使用のマニュアル(2006)[6]では，「有害事象を起こした当事者または関係者が，

- 傷害について素直に認める
- 敏感である
- 良好なコミュニケーションを実行する

●挽回策を上手に管理する

ことは，感情的な精神的外傷を減らす」としている．

7．事故の長期的対応と支援

　初期の対応が終わり，落ち着いた段階で今後の長期的対応を決める．とりわけ，重篤な障害では一命をとりとめても永続的な障害，小康状態などが続くことがあるので，長期的対応が必要となる．

　患者が入院している場合は，患者の状態を定期的に観察し，体調を尋ね，担当医師から説明を受ける．また，患者・家族の気持ち（心的外傷）の変化や，事故の受け入れ状況も適時観察する．

　事故の当事者や関係者の行為または会話が，かえって患者・家族の負担になることもある．負担にならないように努める．患者・家族からの問い合わせや，相談の求めがあったときは速やかに誠意をもって対応する．

1）患者・家族への支援

　　患者・家族への事故後の支援には，心理的・社会的支援，経済的支援などがある．

(1) 心理的・社会的支援

　　患者・家族は，事故後も適切な共感的説明を求め，感情面や社会面でのサポートを必要とする．当事者や事故関係者を無視したような扱いは，患者・家族にとって耐え難く，さらに心の苦痛を強める．

　　また，重篤かつ永続的な障害を伴った事故では，患者の心に強い衝撃を与え，長期間持続することがある（外傷性ストレス障害，PTSD；post-traumatic stress disorder）．このような患者では，時がたっても事故の記憶が薄れることがなく，その体験が反復的にフラッシュバック（再体験）したり，悪夢として見たり（夢での外傷的体験の再現），現実に事故を体験しているかのように行動したりする．この心の傷が，事故後の社会的復帰，生活能力などを阻害する．

　　したがって，事故後の心的外傷や今後の治療，予後の不安などの解消を図るためのサポート体制，あるいはその質問や相談にいつでも応じられるサポート体制を講じる．心の傷のケアや社会復帰援助には，精神保健福祉士，臨床心理士，精神科医，社会福祉士などの協力も必要である．関連機関等の情報も得るように努める．

　　また，事故後の支援にあたる者は患者・家族との良好な関係を維持し，（患者・家族の）心の痛みなどを常に正しく把握する．連絡先（電話番号）は，患者・家族に必ず伝える．

(2) 経済的支援

　事故に起因する費用には，短期または長期の費用がある．特に，医療機関に入院・加療を必要とする永続的な障害の発生では，長期の出費を余儀なくされる．したがって，この間の諸費用の支払いをどうするかを患者・家族と相談し，決める必要がある．通常，その費用の全額の確定は最初の話合いの場ではなく，患者の事故による障害が治癒した時点をもって行われる．

　ゆえに，当事者が支払った治療費，入院雑費，診断書などの文書料，通院交通費などがある場合はその都度控え，領収書を添付しておく．また，これらの費用を患者・家族が負担した場合も，(後日の精算に備えて)負担した金額を控え，領収書を添付しておくように伝える．

　事故の原因が施術者側にあり，当事者が保険に加入の場合は，治療費等で支払った金額は(保険会社の査定を経て)保険金として加入者に支払われる．ただし，査定の結果，減額されたり，支払われない場合もあるので注意する(→Ⅷ．鍼灸師の保険)．また，加入していない場合はその費用を負担しなければならない．

　一方，生活が困窮し，(支援の過程で)経済的問題の解決や助言・援助に社会福祉士などの医療ソーシャルワーカー (MSW；medical social worker) の助けが必要になる場合もある．この場合は，担当の医療ソーシャルワーカーとも連絡を密にし，サポートの状況などを適切に把握する．

2) 当事者への支援

(1) 精神面への支援

　一旦事故が起きると，当事者は精神面，業務面でも影響を受ける．とりわけ，死亡事故または重篤かつ永続的な障害では，精神面での影響が大きい．当事者は事故を起こしたことを悔やみ，深い羞恥心や罪悪感に襲われる．さらに，誹謗中傷などにも悩み，しばしば孤立したようにも感じる(図Ⅴ-4)．また，精神面のショックが長期に及ぶと，通常の業務に復帰するのがより困難になる．このような精神面のストレスは，大なり小なり事故の当事者である限り(責任追及と同様に)逃れることはできない．

　一方，当事者の家族・関係者は(当事者が患者と)良好なコミュニケーションを実行できるようにサポートする．組織では，同僚またはチームが当事者とともに事故を受け止め，前向きに立ち向かえるように支える．

　さらに，通常の業務に一日も早く復帰できるように，(必要に応じて)専門家のカウンセリングまたは精神保健福祉士，臨床心理士，精神科医などのサポートも受ける．

　また，話合いがこじれて訴訟にまで発展することがある．この場合は，(一般的に)裁判が結審するまで数年から十数年を要する．当事者のストレスもより大きくなるの

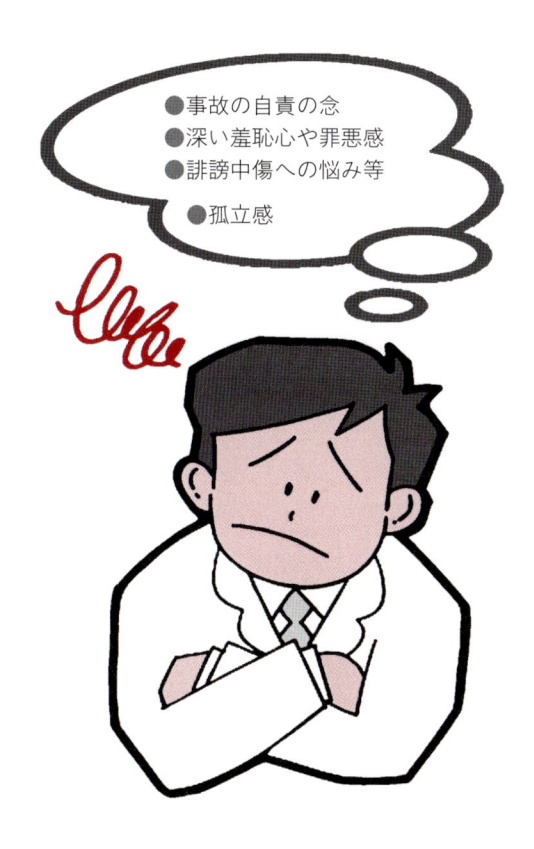

- ●事故の自責の念
- ●深い羞恥心や罪悪感
- ●誹謗中傷への悩み等
- ●孤立感

図V-4 当事者の悩み（精神面）

で，訴訟に発展する前に最善を尽くす．必要に応じて，弁護士のサポートを受ける．

(2) 訴訟時の支援

やむを得ず裁判になったときは，（裁判に）スムーズに対応できるように支援する．通常，民事の医療過誤訴訟では主に

- ●治療上の過失
- ●患者への説明上の過失

の有無が争われる．

治療上の過失は，悪しき結果の発生を予見すべきであったか（予見義務），予見できたときに適切な回避義務を講じるべきであったか（回避義務），などの治療上の過失の有無が争点になる．

患者への説明上の過失は，実施予定の治療内容，治療の危険性，ほかの選択可能な治療法の内容・利害得失・予後などについて，必要かつ十分に説明をしなかった過失

の有無が争点になる．

したがって，記録などは当事者が裁判で常に事実を述べられるように整理しておく．疑問点があったときは，（鍼灸院に勤務の場合は）院長や関係者に確認する．当事者が組織に所属する場合は，あらかじめ（組織の）管理者に記録を確認する．その際，疑問点は責任者や関係者に尋ね，疑問点をなくしておく．

裁判の出席にあたっては，勤務時間の変更または休暇などの配慮を行う．組織に顧問弁護士がいる場合は，法的なアドバイスを受ける．

8．警察への対応

鍼灸医療事故で患者が「異状死」したときの所轄警察署への報告（届け出）は，現時点（2009年）で鍼灸院または医療機関，教育機関等の判断に委ねられている．

しかし，鍼灸治療で患者が死亡（異状死）した場合は，「業務上過失致死傷罪」として刑事罰の対象になる可能性を秘めている．過失の有無にかかわらず，自主的に所轄警察署に届け出る（図Ⅴ-5）．なお，届け出にあたっては，事前に患者・家族の同意を得る．

一方，（現行では）医師は死亡した患者を検案して，「異状死」であると判断した場合は24時間以内に所轄警察署に届け出なければならない（図Ⅴ-5）．

医師法第21条（異状死体等の届出義務）には，「医師は，死体又は妊娠四月以上の死産児を検案して異常があると認めたときは，二十四時間以内に所轄警察署に届け出なければならない」と定めている[1]．

また，鍼灸医療事故が刑事事件に発展するときがある．このときは，当事者は被疑者（容疑者）となり，事故の関係者は参考人となる．被疑者や参考人は，警察の事情聴取を受け，

● 過失（注意義務違反＝「結果予見義務」「結果回避義務」の過失）
● 治療結果の発生

との因果関係の取り調べを受ける．

話した内容は，供述調書という形にまとめられ，最終的に署名・捺印を求められる．この供述調書は，起訴・不起訴を決める重要な資料になる．また，裁判になった場合は重要な証拠となる．

万一，被疑者または参考人になったときは，重要な部分が話した内容と一致しているか，違わないかをよく確認してから供述調書に署名・捺印する．

なお，刑事事件では捜査が行われ，証拠の収集などが行われる．患者や家族・遺族から，告訴があったときも警察の捜査が行われる（図Ⅴ-5）．

警察の事情聴取や捜査を受けた場合は，要請に応じて対応する．

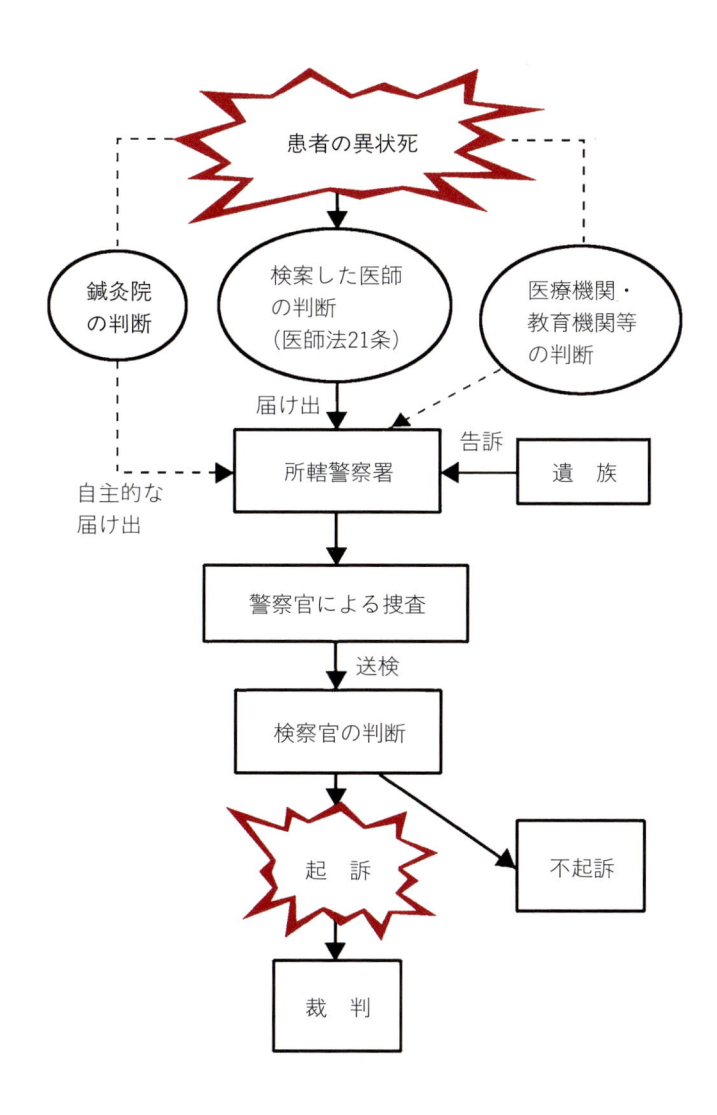

図Ⅴ-5　異状死の届け出・告訴・捜査・送検の流れ（2009年）

9. 弁護士への相談

　鍼灸師賠償責任保険に加入の場合は，保険会社（または代理店）の担当者に相談すると（必要に応じて）専門の弁護士を紹介してくれる．その際の弁護士費用は，保険から支払われる（→Ⅷ．鍼灸師の保険）．

　鍼灸師損害賠償責任保険に加入していない場合は，一人で悩まず弁護士に相談してアドバイスを受ける．事故後の話合いがこじれ，患者側から多額の金銭賠償請求を受けたとき，相手方（患

者・遺族）の弁護士から問い合わせや面会を受け，適切に対応できないときなども弁護士に相談する．

相談する弁護士を探す方法には，知り合いから紹介を受ける，電話帳で調べる，インターネットで調べる，弁護士会から医療事故に詳しい弁護士の紹介を受ける，各地にある医療事故研究会の連絡先窓口から探す，医療事故相談センターに問い合わせる，無料法律相談を利用する，などがある．

相談は，事前に電話予約をしてから訪れる．突然訪問しても，すぐに相談を受けられるとは限らない．相談だけであれば，比較的低廉な費用（通常，30分の相談で5,000円～10,000円）ですむ．

相談にあたっては，事前に資料を準備しておく．（一般的に）弁護士は，相談時に把握した情報や資料を元に事故の見通しをアドバイスする．何の準備もなく記憶のみで行くと，話の内容がわかりにくく，（限られた時間内に）十分に理解してもらえないことがある．

適切なアドバイスを受けるためにも，鍼灸カルテのコピーまたは事故の経過メモ（発生年月日，障害の内容，患者の年齢・性別，患者の病状，治療の内容など），現在の患者の状況，話合いの経緯，患者の言い分（争点）のまとめなどを事前に準備し，相談当日に持参する．

また，あらかじめ相談したいことのメモを作り，事前にFaxまたはメールなどで送っておくと，より話を聞いてもらいやすい．相談票が準備されている場合は，それに必要事項を記入して事前に送付する．

▶ 10．再発の防止

鍼灸や手技による同じような事故の再発は，誰も望んでいない．患者・家族・遺族も，二度と起こらないように事故の体験を生かして欲しいと願う．しかし，同じような事故は一向に減らない．危機感を持った真摯な再発防止の取り組みが必要である．

鍼灸院の院長は，事故の原因分析を行い，再発防止のための手立てを行う．

組織・機関等では，事故調査委員会が原因の調査・分析を行い，責任者（長）に報告する．報告を受けた責任者（長）は，再発防止にむけた再発防止策の策定，システム改革などを率先して主導し，（再発防止のための）安全の確保，体制の整備を図る．

再発防止策は，院長または組織・機関等の責任者（長）から早急に関係者に徹底する．

1）再発防止のための基本的事項

再発防止のために，表V-5の基本的事項を共通の認識とし，遵守する．

鍼灸院での院内研修では，院長などの講義，事例分析，有益な文献の抄読，外部講師を招いた安全に関する具体的手法の講習会，外部の安全対策の研修会・講習会の参加報告，などを行う．院外の研修会や講習会は，（原則として）年2回以上受講する．

組織・機関等では，医療事故防止のための教育・研修システムを構築する．教育で

表Ⅴ-5 再発防止の基本的事項

① **安全の確保**
- 院長，組織の責任者（長）は指導力を発揮し，鍼灸医療安全の意識改革を行う．現場まかせにしない．積極的に鍼灸医療の安全を支援し，現場の取り組みを評価する
- 日常の鍼灸治療では，患者の安全を最優先して業務に取り組む
- 「人は過ちを犯す」ことを前提として常に危機意識をもって業務に望む（→Ⅱ．ヒューマンエラー）
- 安全に関する知識や技術を常に学び向上を図る
- 安全の確保，体制の整備・構築を継続的に行う

② **患者中心の医療**
- 患者中心の鍼灸医療を行う
- 一方的ではなく，患者と協力してともに疾病を克服する
- 患者からの信頼を得る

③ **事故等の報告と緊急時連絡網の整備**
- アクシデントやインシデントを積極的に報告する
- 院内（または組織）の緊急時連絡網を整備する
- 連絡網は常に新しいものに更新する

④ **記録**
- 鍼灸カルテ（電子カルテを含む）は，正確な記録を行うように習慣をつける

⑤ **施術内容の説明**
- 普段から患者に施術内容を十分に説明する習慣をつける
- 一方的な説明ではなく，対話を心がける

⑥ **施術を行う前の安全確保**
- 施術を行う前は，安全を確保するための確認を行う
- 確認は漫然と行わない．要点を押さえて行う
- 危険を見通し，事故を未然に防ぐ．いつもと違うと感じたときは，回避の手立てを行う
- 安全の確保に疑問をもったまま，施術を行わない

⑦ **規則の見直し**
- 規則を見直し，不都合があるときは速やかに改善する
- 現実的かつ合理的で守れる規則をつくる

⑧ **わかりやすい手順と表示・掲示**
- 手順をわかりやすくする
- 目につきやすいところへ表示または掲示する
- 表示・掲示の文字・図表は，わかりやすく，よく見えるようにする

⑨ **コミュニケーション**
- 患者・医療従事者間の良好なコミュニケーションを確保する
- 医療従事者間の良好なコミュニケーションを確保する
  そのためには，
- 気づいたことを気楽に注意し合える雰囲気を構築する
- お互いに協力し合える関係を築く
- 周りの意見には謙虚に耳を傾ける
- 誤りは素直に正す
- 「チームワークの悪さ」を改善する

⑩ **体調の管理**
- 「見落とし」「見間違い」「思い込み」「取り違い」「勘違い」「注意力低下」などのうっかりミス（ヒューマンエラー）は，体調不調とも密接に関係する．常に医療人の自覚をもち，自らの健康管理（体調），生活管理を正しく行う

⑪ **フェイルセーフ（fail safe）**
- 日常の業務を点検し，治療の誤りが重大な事故につながらないようにする

⑫ **安全な機器・器具の選択と治療環境の構築**
- 機器・器具は，安全面に優れたものを選定する
- 清潔で安全な鍼灸治療環境を構築し，保持する

⑬ **教育・研修**
- 鍼灸院，組織・機関等では，必要に応じて院内研修を開催し，スタッフ個々の安全意識の向上ならびに具体的手法の周知・徹底を図り，全体の安全性を向上させる．

は，ガイドラインやマニュアルの徹底を図る．全職員を対象とした研修または講習は，年2回以上必要に応じて開催する．

　安全の意識や取り組みの弱い者には，(事故の発生，再発につながる前に) 組織・機関等以外で行われている研修会，講習会への積極的参加を促す(勧告する)．研修会や講習会を受講した結果は評価する．

2) 鍼灸医療事故の再発防止

- ●事故は，個人の問題として捉えない．院内（または組織）の問題として捉え，改善を図る．
- ●院内（または組織）で発生した事故や，インシデントはすべて集積・分析・検討する．
- ●アクシデント，インシデントの原因を分析し，改善策を導き出して現場にフィードバックする（→Ⅲ．インシデントレポート）．
- ●新しい改善策は，早急に共有化する．その手段の一つとして，組織では文書通達以外にLAN(構内通信網)，電子メールなどの活用を図る．ホームページがある場合は，そこに新しい改善策を掲載し，必要なときに見られるようにする．
- ●改善策は実践・評価して，問題点，改善点を明らかにする．修正した改善策は，再び現場にフィードバックする．これを繰り返す．

〔尾崎昭弘〕

参考文献

1) 基本医療六法編集委員会・編：基本医療六法（平成21年版）．中央法規．2009，pp127-132，442．
2) リスクマネージメントスタンダードマニュアル作成委員会・編：リスクマネージメント作成指針，事故分析コード（別添4）．厚生省保健医療局国立病院部政策医療課，2000．
3) 千葉県病院局：医療事故防止のための安全管理指針，3．事故レベル．http://www.pref.chiba.lg.jp/byouin/byoinka/sisin/anzen_sisin.pdf，2005．
4) 国立大学附属病院長会議常置委員会・医療安全管理体制問題小委員会：国立大学附属病院における医療上の事故等の公表に関する指針，参考「影響度分類」．http://www.univ-hosp.net/guide_cat_04_7.pdf.2005．
5) 救命処置；救命処置の流れ（心肺蘇生法とAEDの使用）．http://www.fdma.go.jp/html/life/pdf/oukyu2.pdf．
6) 東京大学医療政策人材養成講座有志「真実説明・謝罪普及プロジェクト」メンバー・訳：(ハーバード大学病院使用)医療事故：真実説明・謝罪マニュアル「本当のことを話して，謝りましょう」．http://www.stop-medical-accident.net/html/manual_doc.pdf，2006．

VI. システムとしての鍼灸医療事故の防止

▶ 1. 組織的な事故防止の取り組みと情報の共有化

1）事故防止委員会の組織

　これまでの医療事故防止は医療従事者の自助努力に負うところが大きく，個人的責任という考え方が主流であった．しかし医療従事者個人の取り組みや自助努力だけでは根本的な医療事故対策は実現できないのはよく理解できることである．そこでエラーが発生しないようなシステムを構築すること，また，たとえエラーが発生しても事故に結びつかないようなシステムづくりが求められている．しかもこのシステムは患者中心のシステムでなければならない．

　医療事故に対する防止対策には平成12年に厚生省（当時）から提示された『リスクマネージメントマニュアル作成指針[1]』がある．ここでは用語の定義，医療事故防止体制の整備，医療事故対策委員会およびリスクマネージメント部会の設置や具体的な方策の作成および推進が示された．その主旨は，組織的に医療事故防止に取り組み，部署ごとや個人のレベルにおいても考えて行動がとれるような体制づくりである．また不幸にして事故が起こってしまったときには，事故後の対応，さらに再発防止を目指した内容となっている．

　鍼灸医療においても「事故は起こり得るもの」という前提に立ち，従来のリスクマネージメントから一歩前進した安全管理（セーフティーマネージメント）の体制づくりが求められている．鍼灸医療安全を構築するには個人経営の鍼灸院，大規模鍼灸院さらに教育機関附属施術所（臨床施設）といった規模に応じた取り組みが必要で，なかでも大規模治療院や教育機関附属施術所では組織としての対応が求められている．ここでは教育機関附属施術所（臨床施設）を例に，組織として事故防止，安全管理を行うための方策を提示する．

臨床施設における鍼灸医療安全管理の仕組み

　社団法人東洋療法学校協会編集による『リスクマネージメントマニュアル作成指針[2]』および『臨床実習ガイドライン[3]』が発刊され，組織としてのリスクマネージメントが喚起されている．ここで示した内容は単に臨床施設の問題ではなく，教育機関全体の安全対策と連携した，しかも継続的に機能させる仕組みづくりが提案されてい

る．安全管理体制を整えることは鍼灸臨床ばかりでなく教育全般の根幹を担うものであり，個人で行ってきた事故防止を組織として取り組むことで，鍼灸医療安全の教育にもつながるものである．鍼灸医療安全管理に関する組織は施設の規模によって変わってくるが，要点として，①施設内で鍼灸医療安全に最高の権限をもつ鍼灸医療安全管理委員会が設置され，毎月開催されていること，②ヒヤリ・ハットおよび事故報告（アクシデント，インシデントレポート）が円滑に行える体制が整えられていること，③専任の鍼灸医療安全管理者をおくこと，④人事異動があっても鍼灸医療安全管理の水準が維持できること，である．また，情報の伝達などをフローチャートで示すなどシステムをできるだけ単純でわかりやすくする必要がある（図Ⅵ-1，表Ⅵ-1）．

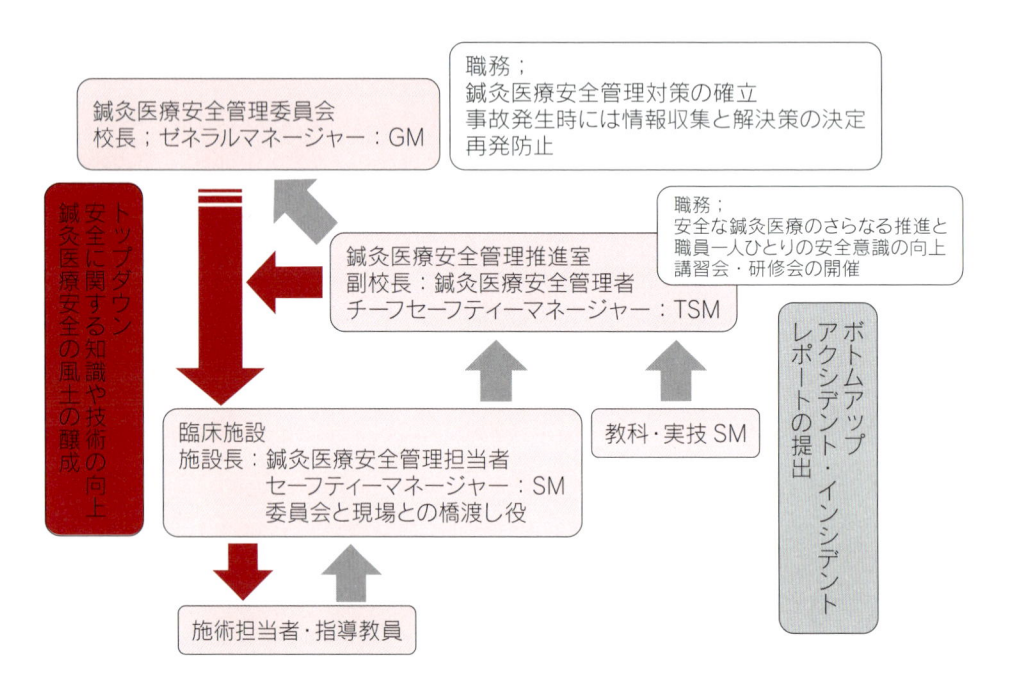

図Ⅵ-1　鍼灸医療安全管理体制　組織図

表Ⅵ-1　鍼灸医療安全管理体制構築（鍼灸医療事故防止）のための基本的な考え方

① 常に危機意識をもち業務にあたる
② 患者本位の鍼灸医療に徹する
③ すべての鍼灸医療において確認・再確認を徹底する
④ コミュニケーションとインフォームド・コンセントに配慮する
⑤ 記録は正確かつ丁寧に経時的に記載する
⑥ 情報の共有化を図る
⑦ 鍼灸医療機関全体で医療事故防止への組織的，系統的な管理体制を構築する
⑧ 自己の健康管理と職場のチームワークを図る
⑨ 鍼灸医療事故防止のための教育・研修システムを整える
⑩ トップが自ら率先して鍼灸医療事故防止に対する意識改革を行う

教育機関における安全管理の組織

　臨床施設の鍼灸医療安全管理体制を構築するため，鍼灸医療安全管理委員会を設置する．委員会は中立的組織として位置づける．さらに鍼灸医療安全管理推進室を設け，鍼灸医療安全管理体制を確立して鍼灸医療の質の向上を目指すものとする．各部署には現場を取りまとめる鍼灸医療安全管理担当者（セーフティーマネージャー：SM）を配置する．

　鍼灸医療安全管理委員会は校長をゼネラルマネージャー（GM）とする．その職務は鍼灸医療安全管理対策を確立して臨床施設の管理を審議して，その内容を臨床施設に周知徹底させる．また重大な事例が発生したときには事故に対する情報を的確に把握し，解決策を決定する機能を有する．

　鍼灸医療安全管理推進室は鍼灸医療安全管理者（チーフセーフティーマネージャー：TSM）が統括する．この設置目的は「安全な鍼灸医療のさらなる推進と教職員一人ひとりの安全意識の向上」で，主な職務は情報収集，分析・評価，対策の立案，臨床施設スタッフへのフィードバックによる再発防止である．さらに他の学校の情報を集積して活用することは，情報の共有にもつながることから，重要な任務である．

　各部署に配置されたSMは鍼灸医療安全管理を推進するために，インシデント・アクシデントレポートを委員会へ報告し，委員会で検討された内容を現場へフィードバックするなど，鍼灸医療現場と鍼灸医療事故防止委員会の橋渡しの役割を担う．また委員会に対して鍼灸医療安全管理サーベイランスの提案を行い，鍼灸医療事故防止方法や対策マニュアルを作成する．さらにインシデント・アクシデントレポートを提出しやすい環境をつくり出すことは重要な任務である．

　TSMにはその施設において責任ある対応ができる副校長が努めることで現場での統括管理を容易にすることができる．SMに求められる人間像は誇り高く責任ある行動ができる人，創造的思考に基づいて判断し行動できる人，自分を律することができる人，学習能力の高い人，問題を自ら発見してそれを自分で解決する道を探せる人である．この意識づけ教育の成否が鍼灸医療事故の防止に直結するのである．

鍼灸院での安全管理

　鍼灸医療においては前述した教育機関の取り組みのように大規模なものとは別に，個々の鍼灸院単位で安全管理の方策を検討して，必要な措置をとらなくてはならない．具体的な取り組みは，①鍼灸院内でエラーが起こりやすい状況を把握して，②日常の臨床手順を標準化すること，さらに不幸にして事故が発生したときを想定して，③対応マニュアルを作成し，医療機関との連携を含めたフローチャートを作成する，などである．

　日本鍼灸師会では「組織で取り組む鍼灸医療事故防止対策－鍼灸臨床のためのリスクマネジメント」[4]を発行し，鍼灸医療事故の発生防止対策および医療事故発生時の

対応方法等の指針を示している．

2）組織としての活動とリーダーシップ

　組織全体のセーフティーマネージメントのリーダーシップはGMである校長がとることになる．しかし，最も重要なことは当該臨床施設の責任者およびその臨床施設に勤務するすべての鍼灸師，事務職員が一丸となって「安全で安心できる鍼灸医療の提供こそが，当該臨床施設の重要課題」という意識をもつことである．これを円滑に進めるためには，トップダウンとボトムアップが同時に求められている．すなわち，安全に関する知識や技術の向上についてはトップダウンで教職員に伝えて周知徹底を図り，ボトムアップでは現場からのヒヤリ・ハット事例を積極的に報告させることで，職員自らが鍼灸医療安全活動に参加している意識をもたせることである．

※社団法人東洋療法学校協会臨床実習ガイドライン検討委員会が示したあん摩マッサージ指圧師・はり師・きゅう師臨床実習ガイドラインにおいて「組織として事故防止の取り組みを推進するための方策」の項では，事故防止のための施設内体制の整備として委員会の設置，リスクマネージャーの選任・配置および事故報告制度の導入をあげ，実習施設の組織体制を整備し，養成施設におけるリスク管理と連携を図り，一元的な事故防止体制を整備する，としている．さらに組織的な事故防止への取り組みは，一時的なものではなく，常に危機意識を持ち継続的に行われなくてはならないとしている．

3）情報収集と分析，改善方策の実施

（1）情報収集と分析

　臨床現場からの情報はインシデント・アクシデントレポートによって収集する．レポートには当該施設でどんなことが起こっているかが，事実として正確に記載されていることが大切である．レポートは個人情報の保護はもちろんのこと，報告しやすい環境づくりが大切で，決して懲罰を科さない旨を説明する．
　すなわち，レポートによる事例収集は「どうして起きたのか」，「どうすれば防げたのか」を検討するための資料の収集であって，この情報から職員や患者の属性，事故やヒヤリ・ハットの種類，発生状況などを基に分析を行い，鍼灸医療安全に必要な情報を得るものとする．インシデントレポートの記載は5W，1H方式が簡潔である．Who（だれが），What（何を），When（いつ），Where（どこで），Why（どうして），How（どの様に）を意識しながら事実経過を丁寧に書くようにする．報告されたレポートによる事故分析は「原因を追及する」ことであって，「責任を追及する」ことではなく，「事故防止にどう生かすか」を見つけだしていることを，職員に理解させなければならない．

レポートの書式は「ヒヤリ・ハット体験報告[5]」が，さらに詳細な分析を行うときには「ヒヤリハット・医療事故情報分析表[5]」が用いられている．収集された情報は鍼灸医療事故防止対策委員会で検討し，その原因がヒューマンエラーもしくはヒューマンエラーを引き起こした組織としての問題点かを明確にして，再発防止に努めるようにする．

再発の危険性があり重要度が高いと評価されるのは，①管理システムに起因して発生している，②同様の過程において繰り返し発生している，③類似ケースを想定した場合，重大事故に至る可能性がある，④患者が不信感を抱く可能性がある，等であり，特別な対策が必要である．

平成19年に厚生労働省医療安全対策検討会議，医療安全管理者の質の向上に関する検討作業部会がまとめた医療安全管理者の業務指針および養成のための研修プログラム作成指針[4]では，事故を未然に防ぐ業務手順の見直しと，事故が発生したときの再発防止をセットで用いることで，より安全な医療を提供することができるとし，さらに他の施設の情報も積極的に収集し，情報の共有化を図ることも重要であるとしている．現在広く医療機関で使用されている方法を，鍼灸医療にあてはめたので紹介する（図Ⅵ-2）．

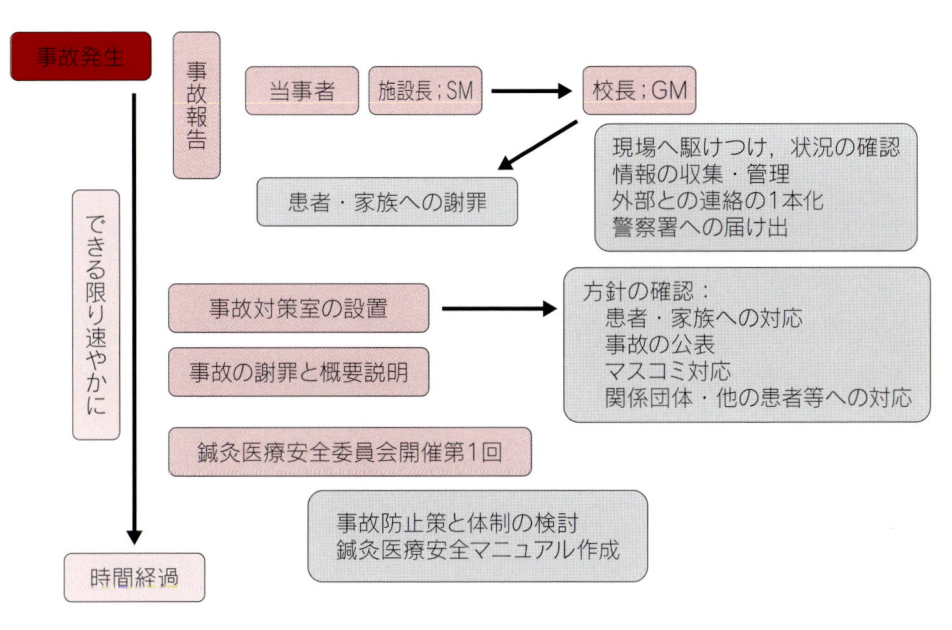

図Ⅵ-2　事故発生時の対応フローチャート

事故発生後の原因分析を目的としたもの

① 根本原因分析（RCA：Root cause analysis）

不具合や事故が発生した後に、事故からたどってその背後に潜む原因を探る方法である。RCAの目的は事故の経緯を明らかにして根本原因を探し、再発防止案を立案することである。特徴は時系列に沿った情報整理ができることにある。

② SHELモデル

SHELモデルはEdwards Eによって1972年に提案された事故を分析するための説明モデルで、S(Software)、H(Hardware)、E(Environment,環境)、L(Liveware,人間)の4要素から構成され、医療ではL（人間）を他人と当事者に分けたSHELLモデルとして応用されている。さらにM(Manegement,管理)の要素を加えたm-SHELLモデルが提案され、医療システムにおいては患者の要素が大きいことからP(Patient,患者)を加えたP-mSHELLモデルも提案[6]されている（図VI-3）。

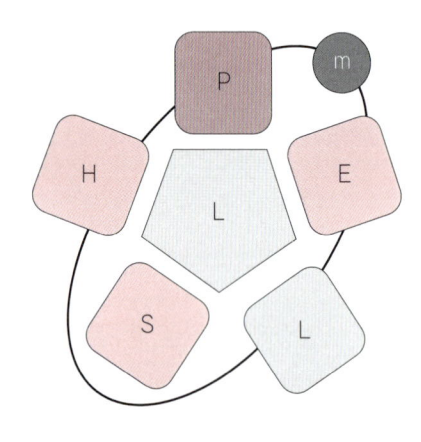

P：Patient－様態の急変、予測できない行動、加齢に伴う機能低下など
H：Hardware－医療機器のインターフェースやモード、病院内コンピューターのインターフェースなど
S：Software－メーカーごとに異なる色分け、処理手順書、カルテ、指示表の記述方法、略語、薬の識別など
L：Liveware(当事者)－Liveware(当事者以外)－ICUにおけるチーム、コミュニケーション、医師間コミュニケーション
E：Environment－手術室、ナースステーション、病棟など
M：Manegement－安全文化の醸成、安全教育の不足など

図VI-3　病院で考えられるエラーの誘発要因（P-mSHELLモデル）

③ 4M-4E

4M-4Eは事故の原因と対策を整理する方法である。4Mは事故の原因の分類でMan（人間）、Machine（物・機械）、Media（環境）、Manegement（管理）とする。4Eは事故対策の分類でEducation（教育・訓練）、Engineering（技術・工学）、Enforcement（強化・徹底）、Example（模範・事例）を示している。4Mを縦軸、4Eを横軸としてマトリックス表を用いて事故の原因ごとの対策案を整理することができる。

危険個所の特定と事故の発生予防を目的としたもの

FMEA（Failure Mode & Effects Analysis,故障モード影響分析）

FMEAはシステムの信頼性、安全性を分析評価する手法である。医療の現場ではFailure Modeを不具合様式と呼ぶことが提唱されている。日常の業務手順の現状分析

を行うことで，業務単位で不具合様式を検討し，業務の見直しを行うことに意義があるといえる．これは事故やインシデントの発生を未然に防ぐ目的で行われるものである．

(2) 改善方策の実施

インシデント・アクシデントレポートが発端となって鍼灸医療事故防止の様々な活動が開始される．これは事故防止に止まらず，臨床施設の業務改善に直結するものであり，組織全体の安全文化の育成につながるものである．ヒヤリ・ハット事例を報告することは，緊急度に応じた事故対応マニュアルの作成，患者との信頼関係の回復を目的とした事実説明の方法，再発防止策の策定といった一連の流れを生むことになる．特に鍼灸医療事故を誘発する環境要因を把握することで，業務改善や事故防止マニュアルの作成，職員の教育計画の見直し，サービス改善といった内容が事故防止委員会の主導よって行われ，その結果として事故の再発が防げるのである（**表VI-2, 3**）．

表VI-2　鍼灸医療事故防止対策の立案にあたっての留意点

① 実効可能な対策であること
② 当該臨床施設の組織目標を考慮した内容であること
③ 対策に根拠があり成果が期待できること
④ 対策実施後の成果や評価の考え方を立案時に盛り込むこと

表VI-3　鍼灸医療事故防止の原則

●鍼灸医療事故防止マニュアルの作成
　危険予知システムの構築として各部署ごとに起きやすいと想定される事故リストを作成して，それぞれに予防対策を文章化して，鍼灸医療事故防止マニュアルとする

●鍼灸医療事故防止の原則
　基本的な鍼灸師のマナーと接遇
　患者中心の考え方
　確認会話の確立
　同僚や他の医療従事者の意見に謙虚に耳を傾ける態度
　患者と鍼灸師の信頼関係の構築
　インフォームド・コンセント

2．事故防止のための教育と訓練

1）医療人としての資質向上の責務と意識改革

　鍼灸医療事故を防止して鍼灸医療の安全を確保するには鍼灸医療にかかわるすべての人々が共通の認識をもって職場ごとにそれぞれの役割の中で最善の事故防止対策を実施しなくてはならない．インシデント・アクシデントの多くが，見落とし，見間違い，思いこみ，取り違え，勘違い，確認不足，注意力低下といったうっかりミスであり，その背景として業務の煩雑，疲労の蓄積および個人の健康状態がかかわっているため，スタッフの健康管理にも十分な配慮が必要である．事故は常に起こり得るものであり，人は過ちを犯すという共通認識のもとで，①危機意識をもって業務にあたり，②患者中心の鍼灸医療を提供して，鍼灸医療行為の全般において，③確認および再確認システムを構築して徹底することである．鍼灸医療の現場では「患者本位の良質で安全な鍼灸医療の提供，報告文化の醸成，全職員による鍼灸医療の安全確保」の姿勢が求められている．

　また，鍼灸医療にかかわるものは患者の知る権利，拒否する権利を確保して，自発的同意を導き出すようなコミュニケーション能力を備え，患者の気持ちをくみ取り，患者が理解しやすい言葉を用いてインフォームド・コンセントを実施なければならない．判例によって示されたインフォームド・コンセントの範囲を紹介する．これらは，不幸にして事故が発生したときにも医事紛争を未然に防ぐことに役立つのである．

　またスタッフ間のコミュニケーションは鍼灸医療安全の育成につながるため，自由に発言・報告できる環境と事故の発生に対して個人を問責する個人責任思考から，組織としてなぜそうなったかを追求する原因思考に転換して，個人を問責しない環境の整備を図らなければならない．

判　例　「素人である患者がわかりやすく，理解できるもの」「説明義務の範囲」

〈東京地裁平成4.8.31・新潟地裁平成6.2.10・仙台高裁平成6.12.15〉
　現症状とその原因，当該行為を採用する理由，治療行為の内容，それによる危険性(不利益)の程度，それを行った場合の改善の見込み，改善の程度，当該治療行為をしない場合の予後

2）教育と訓練

(1) 鍼灸医療事故についての教育

　鍼灸医療では，事故は起こるものとして認識して，事故の防止，さらに再発防止に取り組まなければならない．そのためにはインシデントやアクシデント事例の集積と

活用を通して，情報の共有化を実施する．集められた事例は委員会で検討された後，スタッフに開示して，広報・周知して情報を提供することで再発予防，職員の意識高揚，意識改革につなげていく．鍼灸医療事故の発生には，医療事故防止の教育ばかりでなく，知識の不足，技術の不足，経験の不足による要因もある．

したがって，鍼灸医療にかかわる知識と技術の習得およびコミュニケーション能力の育成を含めた生涯研修プログラムの策定が望まれる．有害事象[7,8]の詳細な報告や鍼灸マッサージ医療過誤における損害賠償責任の成立要件[9]等の報告があるので参照されたい．

(2) 訓練

患者・家族との対話の訓練（コミュニケーション能力の向上）

コミュニケーション能力の向上は，伝えなければならないことは何か，いつ行うのか，誰が，どのように行うのか，さらに追加報告はいつ誰によって行うかを明確にして，それぞれの役割と手順を明らかにする．有害事象の情報を伝えるための4つのステップ[10]では，①起こったことを患者・家族に話す，②組織として対応する，③過誤が明らかな場合には謝罪を行う，④有害事象防止のためには何が必要かを説明する，としている．直接の関与がない職員であっても責任ある行動が求められるため，組織として継続的なフォローアップを保証しなければならない．

情緒（感情）を安定に保つ訓練

鍼灸医療事故が発生した際に，当該施設長（SM）は迅速かつ的確な判断が求められる．鍼灸医療安全委員会では，医療機関で発生した医療事故を教訓とした当該施設での対応方法について十分な検討を行う．すなわち，過去の事故から学び，「心の準備をしておく」ことである．さらに不幸にして事故が発生したときの連絡先および，情報の集中や管理および最新情報の共有化，外部との対応についてマニュアル化を図ることである．

重大事故が発生したときの行動規範は，国立大学附属病院長会議の作業部会が中間報告「医療事故防止のための安全管理体制の確立について」[11]で簡潔にまとめられていて，①患者や家族・遺族への対応，②警察署への届け出，③医療事故の公表，である．鍼灸医療施設においても医療機関での経験[12]をふまえ，医療上の最善の処置，誠実で速やかな事実の説明，患者や家族の「心情」に対する適切な配慮，警察署への届け出，医療事故の公表，プライバシーの尊重，当事者に対する配慮など，事故発生時における対応の心構えおよび事故原因の調査についてシミュレーションを行うことを勧める．

鍼灸臨床技術向上の訓練

鍼灸臨床技術には，治療技術とともに病態を把握する技術も含まれる．治療技術の

向上ばかりに目が向きがちであるが，患者が抱える症状に対して鍼灸治療が適切であるかの判断は，事故を防ぐ意味からも鍼灸師が身につけなければならない大切な技術である．治療技術の向上には人体の構造を熟知することからはじめなければならない．刺入した鍼先が人体組織のどの部位に到達しているかを認識することは，刺激による生体反応を捉える訓練の第一段階ともいえる．さらに気胸等の有害事象の危険性を認識するにも効果的である．また鍼治療では，標準予防策として手袋や指サックを使用した治療技術の向上にも取り組まなければならない．また灸治療では熱傷痕を小さくするための努力，ひねりの硬さ，大きさを一定にする練習や施灸痕と効果の相関についても習熟する必要がある．

　鍼灸臨床の治療効果の確認も必要である．visual analog scale（VAS）値等を用いて治療前後の症状の変化を評価することは，鍼灸治療が適切に行われているかの判断となるため，毎回の治療で確実に実施できるよう訓練する．

　鍼灸カルテの記載は事故防止，再発防止のうえからも必須の項目である．診療記録として正確な記載が行えるように日頃から訓練を行う．記載方法は現在推奨されているProblem Oriented System（POS）；問題志向型システムがあり，さらに経過観察にはSOAP方式がある（表Ⅳ-5, 6）．また1984年に開発された医療管理の一手法であるクリティカルパス[13,14]は医療の質を保証・向上させるうえで重要な手法であるため，鍼灸医療にも積極的な導入を企図する必要がある．

　これらの鍼灸医療技術の向上の訓練は，定期的に実施されることで，確かな技術力の向上につながるものである．そして研修の機会は個人の研鑽努力に任せるのではなく，組織として積極的に提供し続けなければならない．

3）講習会，研修会の実施

(1) 講習・研修で習得すべき基本的事項

① 職員に対する啓発

　個人的に日々の自己啓発および質的向上に努めるとともに組織として職員の能力を向上させるため，定期的・計画的に教育研修の機会を設けるものとする．この際にはその都度どんな些細なインシデントであっても大きなアクシデントにつながることを強調し，常に危機意識を持って業務に従事するよう啓発する．

　鍼灸医療における「K（危険）Y（予防）T（トレーニング）」はまだ発生していないが，その事象，その場に潜んでいる危険を予測し，察知できる能力をトレーニングする方法である．この頭文字をとって「KYT」という．ヒューマンエラーを防止する方法の一つでエラー要因に「気づく」ことがこの「KYT」の第一歩である．

　特に新人教育・研修では，気づきの能力を身につけて医療現場で危険回避の行動がとれるようになることを目指すものである．「KYT」の第1ラウンドは現状把握で潜ん

でいる危険を探す，第2ラウンドは本質追究で見逃せない危険を見極める，第3ラウンドは対策樹立で「自分ならこうする」を考える，第4ラウンドは目標設定でみんなで行動する，となる．「KYT」は問題解決の手法として有効であるといえる．

② 組織で取り組む研修

　組織として効果的な研修を行うためには，実際に発生した鍼灸医療事故の事例を資料として研修を行う．鍼灸医療事故防止委員会では研修の内容を常に検討し，研修実施にあたっては施設全体で行う研修に加え，新規採用者研修および経年別に行う現任者研修を，定期的，計画的に実施することとする．全体研修では，鍼灸医療施設で使用する機器類の取り扱いについても全員が十分熟知するようにプログラムすることも必要である．スタッフ全員が当該施設で行われている鍼灸医療行為を熟知し，それぞれの役割が鍼灸治療のどの行程を分担しているかを認識すること，さらにそれぞれの立場から行程のそれぞれに対して評価できる体制づくりが必要である．

　また不幸にして医療事故が発生したときの対応が迅速に行えるよう，日常的に緊急処置の訓練を行うことは必須の条件である．心肺蘇生法やAEDの取り扱いにも精通する必要がある．

●**教育機関での研修**：卒業前・卒業後の教育研修の役割分担と連携を考慮し，事例研究，役割演習（ロールプレイング）や模擬体験教育などを盛り込む．

●**鍼灸院における研修**：鍼灸院向けに行われる研修は日本鍼灸師会(共済部)，全日本鍼灸マッサージ師会等でもプログラムされ，実施されている（→㊨1，2，3．資料）．

(2) 集中的または継続的な講習・研修の企画と運営

　研修プログラムは一定期間に集中的に行う方法と断続的にいくつかの単元に分けて行う方法がある．研修の方式はスタッフの実践力を養うことを目的としたワークショップ形式も加える必要がある．鍼灸医療安全を目指した講習・研修は繰り返し実施され，組織ベースの定着した活動に発展させ，体系化・システム化を図るとともに，常にトップが範を示し，責任者や担当組織を明確にする．2007年に第五次医療法改正が行われ，有床・無床にかかわらずすべての医療機関において医療安全管理体制の整備が義務づけられた．医療安全対策の強化が明文化され，医療安全管理指針の策定や医療安全管理委員会の設置，年2回程度の研修会の実施が盛り込まれた．内容は講義や具体例に基づく演習等によって医療安全に関する制度や組織的な取り組み，事例分析，評価・対策，医療事故発生時の対応，コミュニケーション能力の向上，職員の教育研修，意識の向上等について研修することになっている．

　現在，鍼灸医療機関にその義務はないが，準じるものとして取り組み，鍼灸医療機関や学校全体の取り組みとして，スタッフはもとより学生，職員を対象とした鍼灸医療の安全教育と倫理教育に関する定期的な研修会を開催することが望ましい．

研修会・講習会の企画にあたっては対象者の背景，事前の知識，学習意欲等を把握し，時期の選定，講師の選定，内容と到達度の設定，研修方法の選定を行う．あわせて，年度計画を立案して集中もしくは継続的な研修を企画する．さらに対象者を入職時研修，年次研修，臨時研修に振り分け，それぞれの研修目的を明らかにする．全員への周知が必要な場合には，複数回の実施やビデオ研修も取り入れる．

① 講習会

鍼灸医療が関与する領域で治療効果やその理論，さらに有害事象の発生を予防する方法，リスクを減らす方策などトピックを含めて企画する．

② 鍼灸医療安全ワークショップ

鍼灸医療事故を振り返り，鍼灸医療の安全確保をテーマとしたフリーディスカッションから安全に対する倫理観の構築を企画し，運営する．

③ 技術トレーニング

より安全な鍼灸医療を提供するための「鍼灸治療トレーニングコース」を設定して研鑽する．

　第1ステップ：鍼灸治療の基本講義，筆記試験，実技試験
　第2ステップ：徒手検査（病態把握）法の意義と実技試験
　第3ステップ：専門分野領域での患者対応，鍼灸治療及びその評価の試験

④ 鍼灸医療安全セミナー・勉強会

鍼灸医療安全に必要な知識の養成，機器の取り扱い，時事問題への対応等に対するセミナー・勉強会を定期的に開催する．

⑤ 生涯研修

医療人としての鍼灸師の資質向上には，生涯研修への取り組みにより質を担保する責務がある．特に安全対策における臨床能力は，鍼灸医療を提供する鍼灸師の基本的義務である．

生涯研修には，主に鍼灸師会（業団）が独自で取り組んでいる研修のほかに，財団法人東洋療法研修試験財団による研修がある（→㊭2．**資料**）．

(3) プログラムの作成（患者・家族参加型のプログラムを含む）

研修プログラムはスタッフに対して安全文化の醸成を目的として，職員から安全管理委員会にヒヤリ・ハット事例や事故情報が速やかに報告され，安全管理委員会において原因の分析が行われ，必要な対策が検討され，実施されることを理解させ，さらに確実な実施に向けた内容とする．また鍼灸医療安全に関する情報収集，情報の提供，研修の開催等の場面において職員とともに患者・家族が参加することで，鍼灸医療安全の確保についてスタッフばかりでなく患者家族の意識が高まるように設定する．これらを通して鍼灸医療にかかわるすべてのスタッフが鍼灸医療安全を自らの責任として捉え，鍼灸医療現場が積極的に取り組むことの重要性を認識させ，鍼灸医療安全の

意識を高めていくプログラムを提供する．

（4） 実施結果の評価とフィードバック

　鍼灸医療安全管理者は医療安全に関する情報や対策等について，各部署や職員へ伝達する体制を構築する．具体的には，組織が有するインフラを通じて情報を提供するとともに，定期的な医療安全ニュースの配布，職員への一斉メール配信等の方法でフィードバックし周知を図る．また，対策実施後の成果について評価し，評価に基づいた改善策を検討して，さらなる安全管理に向けた取り組みにする．

（古屋英治，高田外司，小松秀人）

参考文献

1) 平成12年厚生省リスクマネージメントスタンダードマニュアル作成委員会・編：日本医事新報，3985：92～95，2000.
2) 社団法人東洋療法学校協会・編：リスクマネジメントマニュアル作成指針．2004.
3) 社団法人東洋療法学校協会・編：あん摩マッサージ指圧師・はり師・きゅう師臨床実習ガイドライン2007.
4) 小松秀人：組織で取り組む鍼灸医療事故防止対策—鍼灸臨床のためのリスクマネジメント．日本鍼灸新報，488 (12)：10-14, 2006.
5) ヒヤリハット・医療事故情報分析表．日本医事新報，3986：74～77, 2000.
6) 河野龍太郎：医療安全へのヒューマンファクターエンジニアリング．第127回日本医学会シンポジウム記録集，医学・医療安全の科学, 2004, pp60-67.
7) 形井秀一・他：鍼灸の安全性に関する和文献調査 (1) ～(4)．全鍼灸誌, 50 (4)：680-718, 2000.
8) 山下　仁・他：国内で発生した鍼灸有害事象に関する文献情報の亢進(1998～2002年) および鍼治療における感染制御に関する議論．全鍼灸誌, 54 (1)：55-64, 2004.
9) 藤原義文：鍼灸マッサージに於ける医療過誤—現場からの報告．山王商事，2004.
10) 社団法人全国社会保険協会連合会，社会保険病院医療安全対策委員会：医療有害事象対応指針—真実説明に基づく安全文化のために—．2008．6．13．Ver 1．
11) 医療事故と診療上の諸問題に関する調査報告書—医療事故市民オンブズマン・メディオ．2003年12月．
12) 平井愛山，山下朱実：医療事故直後の対処と事故再発防止対策．看護展望，27 (1)：42-53, 2002.
13) 田上治美，副島秀久：診療の基本クリニカルパス．医学の歩み，200 (13):1133-4, 2002.
14) 白須和裕：診療の基本．日産婦誌，57 (3):23-27, 2005.

VII. 鍼灸医療事故の法的解決

1. 医療従事者の法的責任と処分

1）法的責任

(1) 民事責任（契約責任，不法行為責任）

　あん摩マッサージ指圧師，はり師，きゅう師（以下「鍼灸師」という）の施術ミスにより，患者の生命，身体等に損害が発生した場合，鍼灸師はその損害を賠償すべき義務を負うことになる．この損害賠償義務の根拠としては，契約責任（債務不履行責任）と一般不法行為責任とが考えられる．

契約責任とは

　鍼灸師と患者との間には，施術に関する契約がある．これにより，鍼灸師が施術を行う義務を負い，他方，患者は，その対価を支払う義務を負う．このような施術に関する契約は，一般には事務委託契約（準委任，民法656条）と解されることから，鍼灸師は，委託の本旨に従い，善良な管理者の注意をもって，委任事務を処理する義務を負うことになる（民法644条）．この善管注意義務に違反して，患者に損害を与えれば，鍼灸師は，債務不履行責任（契約責任）を負うことになる（民法415条）．

　債務は約束どおり履行されるのが通常であるから，債務者（鍼灸師）が責任を免れるためには，債務者（鍼灸師）の方で，善管注意義務違反（過失）のなかったことを立証する必要がある．しかしながら，債務者（鍼灸師）は，結果責任を負うものではないから，債務の内容及び過失の特定は，請求原因として，患者側が主張，立証する必要がある．

不法行為責任とは

　故意，過失によって他人の権利又は法律上保護された利益を侵害した者は，これによって生じた損害を賠償する責任を負う（民法709条）．これが不法行為責任の法律上の根拠である．鍼灸等の施術に当てはめるなら，①過失（施術ミス），②損害（患者の死傷病という結果）の発生，③施術ミスと損害との因果関係が不法行為の基本的な成立要件ということになる．これらの要件は，賠償を求める者（患者側）に主張，立証

責任がある．なお，過失とは，注意義務違反であり，結果（損害発生）の予見可能性を前提とするものである．

施術者としては，結果の発生を予見し得たにもかかわらず，注意義務を怠り，結果を回避することを怠ったことに対して過失責任が問われることになる．不法行為における過失と契約責任における過失（善管注意義務）とに実質的な違いがある訳ではない．

契約責任と不法行為責任の違い

契約責任と不法行為責任とでは，過失の立証責任をいずれが負担するか，損害賠償請求権の消滅時効期間とその起算点，さらには，近親者固有の慰謝料請求権が認められるか，弁護士費用も損害として認められるか，などの点で差異が生じることがある．しかしながら，訴訟実務上は，両者をいずれも請求原因として主張することが多く，その違いはあまり問題とはならない．

事業主の責任について

施術者が，事業主（個人の場合もあれば法人組織の場合もある）に雇用されている場合には，事業主は使用者責任を負う（民法715条）．法律上は，「使用者が被用者の選任及びその事業の監督について相当の注意をしたとき」は，使用者は免責されることが規定されているが，実務上，この免責立証が認められることはほとんどない．

事業主が使用者責任を負う場合，施術者個人と事業主とは，連帯債務を負う（共同不法行為，民法719条1項）．他方，契約責任については，施術契約は，あくまで事業主と患者との間で成立するため，債務不履行責任を負うのも事業主のみとなる．雇用された施術者（被用者）は，事業主の履行補助者にあたり，独立して契約責任を負うことはない．

判例にみる注意義務の程度

医師の注意義務についてであるが，最高裁判所の示す基準は以下のとおりである．「人の生命および健康を管理する業務に従事する医師は，その業務の性質に照らし，危険防止のため実験上必要とされる最善の注意義務を要求される」(輸血の際の医師の問診義務が問題となったものとして，最高裁昭和36年2月16日東大輸血梅毒事件，X線照射と皮膚癌との因果関係等が問題となったものとして，最高裁昭和44年2月6日水虫放射線障害事件)．

鍼灸等の施術についても，人の生命，健康を管理する業務であり，不適切な施術により重篤な損害が発生する可能性があること，また，施術者についても，学校等で所定の修業を修め，国家試験に合格しなくてはならないなどの厳格な資格要件が定められていることからも，施術者に要求される注意義務の程度は，医師の注意義務と基本

的に異なるものではない．

鍼灸等施術の医療事故における因果関係の判断

契約責任にせよ不法行為責任にせよ，施術者が損害賠償責任を負うためには，施術行為と損害との間に因果関係があることが必要となる．また，因果関係の立証責任は，損害賠償を請求する側（患者）にある．因果関係には，以下の2つの意味がある．

① 施術と死傷病という結果との間の，事実的，自然的，医学的な因果関係（事実的因果関係，もしくは自然的因果関係）
② 事実的因果関係を前提として，被害者の主張する損害のどこまでを加害者に賠償させることが相当かという法的評価の問題（いわゆる相当因果関係）．事実的因果関係の認められるものすべてにつき賠償義務を負うとすれば著しく妥当性を欠く結論となることがあり，事実的因果関係の連鎖に一定の制限をかける概念である．

判例にみる因果関係論

「訴訟上の因果関係の立証は，一点の疑義も許されない自然科学的証明ではなく，経験則に照らして全証拠を総合検討し，特定の事実が特定の結果発生を招来した関係を是認し得る高度の蓋然性を証明することであり，その判定は，通常人が疑いを差し挟まない程度に真実性の確信を持ち得るものであることを必要とし，かつ，それで足りるものである」（最高裁昭和50年12月24日判決，東大病院ルンバール・ショック事件）
「医療水準にかなった医療が行われていたならば患者がその死亡の時点においてなお生存していた相当程度の可能性の存在が証明されるときは，医師は患者に対し，不法行為による損害を賠償する責任を負うものと解するのが相当である」（最高裁平成12年9月22日判決）．

これらの判例はいずれも，上記①の事実的因果関係の有無が争点となったものである．医療過誤訴訟一般についていえば，証拠が医療機関側にあること（証拠偏在），また，医学的知識という専門性の壁が障害となり，事実的因果関係の立証に困難をきたすことが多い．したがって，医療事故の被害者である患者側の救済の途を閉ざさないような理論の構築が必要となる．

しかしながら，鍼灸施術においては，医師による医療行為と比べて，施術内容は定型化されており，また，それに応じて発生する可能性のある疾病（損害）も予見可能なものが多いといえる．たとえば，折鍼については，通常，直ちに発見されるであろうし，体内に鍼が残れば因果関係が問題となることは少ない（発見が遅れれば，誰が施術したかということが問題となるが）．また，気胸についても，鍼を打った身体の部位や施術から症状発生までの時間的間隔などから，他に特に気胸の原因となる事実がない限り，施術との間の因果関係が認められることになる．

(2) 刑事責任（業務上過失致死傷罪）

刑法211条1項では，「業務上必要な注意を怠り，よって人を死傷させた者は，5年以下の懲役若しくは禁固又は100万円以下の罰金に処する」と定められている．これが業務上過失致死傷の根拠条文である．業務とは，人が社会生活上の地位に基づき反復継続して行う行為であり，かつ，他人の生命・身体に危害を加えるおそれのあるものをいう(最高裁判決昭和33年4月18日)．したがって，鍼灸師の行う施術は業務性が認められる．

また，刑事責任においても，注意義務違反，すなわち，過失が問題となる．その判断基準は，民事責任と同様，結果の予見可能性である．また，結果の予見可能性とは，一般的，抽象的な危惧感や不安感といったものでは足りず，特定の結果及びその結果発生に至る因果関係の基本的部分の予見が必要であると述べる裁判例もある．

▶あん摩マッサージ指圧師，はり師，きゅう師等に関する法律◀

以下「鍼灸師法」という

同法は，行政法規であるが，施術者が，秘密保持義務違反（7条の2），施術制限違反（5条），業務停止命令違反（9条）等を行った場合，懲役刑もしくは罰金刑が科されることとなっている．これらは刑罰をもって法の目的を達成しようとするものであり，行政刑罰といわれる．これらは刑事罰である以上，刑事訴訟法が適用され，検察官の訴追に基づき，裁判所が刑を言い渡す．

(3) 行政責任

鍼灸師法9条では，施術者が，3条各号の1に掲げる者に該当するときは，厚生労働大臣は，期間を定めてその業務を停止し，又は，その免許を取り消すことができると規定されている．たとえば，同法3条4号では，「(あん摩マッサージ指圧師，鍼灸師としての) 業務に関し犯罪又は不正の行為があった者」と規定されている．

したがって，鍼灸医療事故を起こし，業務上過失致死傷罪により有罪となった者，あるいは，施術についての診療報酬を偽るなどの不正行為があった者は，免許停止等の行政処分を受けることがある．

2) 雇用上の処分

鍼灸師が，事業主に雇用される場合，両者の間には，雇用契約があることになる．雇用契約の内容にもよるが，被用者に業務上の非違行為等があれば，懲戒の対象となったり，解雇されたりすることがある．

2. 医療事故による紛争の解決方法

1）示　談

　示談とは，厳密な法律用語ではなく，民事上の紛争を当事者の合意により解決することを指す．民法には，和解の規定がおかれているが，それによると，和解とは，「当事者が互いに譲歩してその間に存する争いをやめることを約することによって，その効力を生ずる」とされている（民法695条）．すなわち，和解とは互いに譲歩して（互譲という）争いをやめることであるが，示談においては，互譲は必ずしも必要でなく，一方のみが譲歩してもよい（両者を区別する意味もあまりないが）．

　鍼灸医療事故が発生すれば，通常は，被害者から，施術者，経営者に対して，損害賠償請求がなされ，示談交渉が始まる．示談による解決が困難となれば，調停，訴訟等の法的手続きへと進むことになる．なお，近時は，裁判外紛争解決手段（ADR）も増加しつつあり，各弁護士会などでは，示談斡旋等の手続きを用意しているところもある．

2）調　停

　調停とは，民事に関する紛争につき，当事者の互譲により，条理にかない実情に即した解決を図ることを目的としたものである（民事調停法１条）．調停は，当事者のいずれからも申立てることができる．また，管轄裁判所は，申立てる相手方の住所等を管轄する簡易裁判所である．調停は，当事者の合意により，紛争を解決する制度であるから，合意が成立する見込みがない場合は，調停は不成立となり終了する．

　調停は，調停委員会が行うが，調停主任（通常は裁判官）のほか，民間人が２名入ることが一般的である．合意が成立すれば調停調書が作成され，確定判決と同一の効力が認められる．したがって，調停調書が，金銭の支払いを約する内容であれば，これに基づき強制執行を行うことも可能となる（このように強制執行が可能となる文書を債務名義という）．

3）訴　訟

（1）民事訴訟

　示談，調停等によっても紛争が解決できない場合の最終的な手段として，民事訴訟がある．訴訟は，原告が，管轄の裁判所へ訴状を提出することから始まる．民事訴訟においても，多くの事件が裁判上の和解によって解決をみるが，主張の対立が激しいケースや，感情的な対立があるケースなど和解が困難な場合もあり，そのような場合，

裁判所が判決という形で最終的な解決を図ることになる．

　訴訟は，裁判所が事実を認定し，それに法律を適用して，判決という結論を出すものである．判決に影響する事実に争いがある場合，証拠により，裁判所が事実認定を行う．また，わが国の民事訴訟は，弁論主義が採用されており，主要事実（請求を基礎付ける事実）の主張，立証責任は，訴訟の当事者である原告もしくは被告のいずれかが負う．

(2)　刑事訴訟

　刑事訴訟とは，被告人が特定の犯罪事実を犯したことを認定し，これに刑罰を加えるかどうかを確定する訴訟手続きである．刑事訴訟においても，訴追機関（検察官）と判断機関（裁判所）は分離され，訴追機関と被告人とを当事者として対立させ，裁判所が中立的な立場で判断する(当事者主義の構造)．刑事手続きには，起訴前の段階（捜査）と起訴後の段階（公訴，公判手続き）があり，起訴前は被疑者，起訴後は被告人と呼び方も異なる．

　捜査は，被害者の被害届けや告訴などにより開始され，最終的に検察官が公訴を提起するかどうか決定する．検察官は，犯罪の軽重，情状等により訴追を必要としない場合，起訴しないことができる(起訴便宜主義，刑事訴訟法248条)．なお，100万円以下の罰金刑にあたる犯罪については，検察官の請求により，被疑者がこの手続きによることに異議がない場合，簡易裁判所で略式手続きという簡易な手続きを取ることもできる．

　他方，正式裁判においては，公開の法廷で，検察官の犯罪事実の立証が行われ，判決が言い渡されることになる．なお，住居不定，罪証隠滅のおそれ，逃亡のおそれがある場合，逮捕，勾留という身柄拘束のための強制処分がなされることがある（身柄事件）．逮捕，勾留等の身柄拘束がなされると，それによる精神的，社会的な不利益は大きい．

立証責任について

　刑事事件においては，検察官が因果関係，過失等のすべての犯罪構成要件の立証責任を負う．また，刑事事件においては，検察官は，「合理的な疑いを入れない」程度に立証することが求められる．この立証レベルに至らない場合，犯罪事実の証明がないとして，無罪が言い渡されることになる．

(3)　行政訴訟

　鍼灸師法9条によると，厚生労働大臣は，一定の事由がある場合，施術者に対して，業務の停止，免許の取り消しを行うことができる．すなわち，行政機関（厚生労働大臣）は，公益を達成するために，法律の定めるところにより，その相手方の法的地位

を一方的に不利益に変更する権限が認められている．この不利益処分を受けた施術者は，行政機関（国）を相手に行政訴訟を提起することにより，その効力を争うことができる．行政機関の行為についても，法の支配のもとでは，最終的には裁判所の司法審査を受けることができるのである．

なお，不利益処分の効力を争うには，出訴期間の制限があるので注意が必要である（行政事件訴訟法14条）．行政事件訴訟法では，出訴期間など行政事件の固有の規定をおいているが，この法律に定めがない事項については民事訴訟法が適用される（同法7条）．

4）和解（裁判上の和解）

(1) 起訴前の和解（即決和解）

民事上の争いについては，当事者は，請求の趣旨及び原因並びに争いの実情を表示して，相手方の普通裁判籍の所在地を管轄する簡易裁判所に和解の「申立て」をすることができる（民事訴訟法275条1項）．

和解が成立しなければ普通の訴訟手続きに移行する．和解が成立すれば調書に記載され，この和解調書は確定判決と同一の効力を有する（これを即決和解ということがある）．この手続きは，相手方の同意を得て開始することが多く，簡易，迅速に債務名義を取得する手段として用いられる．

(2) 訴訟上の和解

訴訟手続き中においても，当事者は，和解をすることができる．また，裁判所も，訴訟がいかなる程度にあるかを問わず，和解を試みることができる（民事訴訟法89条）．和解が成立し，それが調書に記載されると，その記載は確定判決と同一の効力を有する．実務上も，判決に至る前に，裁判上の和解により解決されることが多い．

判決の場合，敗訴者が，判決により命じられた債務の履行を怠る場合があるが，和解の場合，双方が合意した内容であるから，相手方が任意に履行する可能性も一般に高まるものといえる．また，判決の内容に不服のある当事者は，上訴することができ，この場合，審理はさらに上級審で続くことになる．したがって，和解には早期解決のメリットも大きい．

▶ 3．損害賠償額の算定と支払い義務

損害賠償における損害とは，不法行為があった場合となかった場合との利益状態の差を金銭的に評価したものである．これは差額説といわれるもので，伝統的な損害概念である．また，判例によると，不法行為による損害賠償においても，債務不履行の場合と同様，民法416条が準用され

るとされている．したがって，賠償すべきものは，債務不履行もしくは不法行為により，通常生じる損害が賠償の対象となる(第1項)．また，特別の事情によって生じた損害については，当事者がこれを予見し，又は予見することができたときは，賠償の対象となる（第2項）．

　人身損害について通常生じる損害とは，治療費，休業損害，入通院慰謝料，また，後遺障害が残存する場合は，後遺障害逸失利益，後遺障害慰謝料などがある．損害賠償基準の詳細については，財団法人日弁連交通事故相談センター東京支部が編集，発行している「損害賠償額算定基準」（表紙が赤いことから通称「赤い本」といわれる）が参考になる．これは，交通事故訴訟を念頭に置いて賠償基準を定めたものであるが，医療過誤訴訟においても，これが基本となるものといえる．

　慰謝料については，訴訟基準（上記「赤い本」の基準）と示談ベースでの基準とで差があることが問題とされることがある．示談は，早期解決のメリットがあり，また，弁護士に委任しない場合など費用的にも低廉であるから，両者で異なる基準を適用することにも一定の合理性があるものといえる．また，損害賠償は，金銭賠償が原則（民法417条，722条1項）であるから，現物給付の要求（介護人を派遣しろなど）があっても，これに応じる必要はない．なお，鍼灸師の賠償責任保険に加入している場合，賠償金が被害者に確実に渡るためにも，保険金が保険会社から被害者に直接，支払われることが一般的である（保険法22条によりこの趣旨が明確化された）．

（光岡幸生）

VIII. 鍼灸師の保険

1．鍼灸師の賠償責任保険制度

1）保険制度成立の経緯

　鍼灸師の保険制度は，1973年（昭48）に日本鍼灸師会，全日本鍼灸マッサージ師会，日本盲人会連合と大正海上火災保険(現：三井住友海上火災保険)が，当時の鍼灸院・鍼灸師の業態，リスク内容，リスク頻度，等々を検討して，大蔵省（現：金融庁）に認可申請を行い，設立した保険制度である．

2）保険制度の内容

　保険制度は，あん摩マッサージ指圧師・はり師・きゆう師等に関する法律（昭和22年法律第217号）に定める身分法・業法に基づいた施術において，何らかの過失が原因で患者の身体に傷害を与え，法律上の賠償義務を負ったときや，院内の施設・設備等の不備が原因で他人の身体・財物に損害を与え法律上の賠償義務を負ったときに，その損害に対して支払われる制度である．
　したがって，以下の賠償責任などについては保険制度の対象とはならない．
　① 加入者の故意または重過失によって生じた賠償責任
　② 名誉毀損または秘密漏洩によって生じた賠償責任
　③ 業務の結果を保証することにより加重された賠償責任
　④ 外科的手術を行う，または薬品を投与する，もしくはその指示をする等の行為によって生じた賠償責任
　⑤ その他，約款に記す事項

2．保険の加入と種類

1）保険の加入

　保険の加入は，加害者（鍼灸師）として賠償責任を果たすため，あるいは自分を守るための「備え」などの一方法として重要な意義を有する．
　2008年現在の業界における賠償保険加入率は，おおむね70～80％である．団体に加

入していない未組織の鍼灸師のほとんどは，この賠償保険の未加入者と想定される．現状では，保険契約は団体契約だけで，個別契約は成立していない．

2）保険の種類

現在の鍼灸師の賠償責任保険には，三井住友海上火災保険株式会社，東京海上日動火災保険株式会社などが元受けになった下記の保険制度がある（**表Ⅷ-1**）．

表Ⅷ-1　鍼灸師の賠償責任保険制度の種類（2009年現在）

● 日本鍼灸師会の賠償責任保険

種類	支払い限度額		年間保険料
A	1事故1.0億円	年間3.0億円	6,910円
B	1事故5千万円	年間1.5億円	5,630円
C	1事故3千万円	年間9千万円	4,350円
D	1事故2千万円	年間6千万円	3,700円

● 全日本鍼灸マッサージ師会の賠償補償制度

種類	支払い限度額			年間保険料
A	1事故2.0億円	年間6.0億円	個賠1,000万円	10,000円
B	1事故1.0億円	年間3.0億円	個賠1,000万円	8,760円
C	1事故5千万円	年間1.5億円	個賠100万円	7,130円
D	1事故3千万円	年間9千万円	個賠100万円	5,850円

● 日本鍼灸マッサージ協同組合の賠償補償制度

種類	支払い限度額			年間保険料
A	1事故2.0億円	年間6.0億円	個賠1,000万円	12,780円
B	1事故1.0億円	年間3.0億円	個賠1,000万円	11,540円
C	1事故5千万円	年間1.5億円	個賠100万円	9,880円
D	1事故3千万円	年間9千万円	個賠100万円	8,600円

● 学校同窓会・卒業生の賠償責任保険

種類	支払い限度額			年間保険料
A	1事故1.0億円	年間3.0億円	個賠1.0億円	11,090円
B	1事故5千万円	年間1.5億円	個賠1.0億円	9,540円
C	1事故3千万円	年間9千万円	個賠1.0億円	8,220円

日本鍼灸師会の賠償責任保険

支払い限度額が最大1事故1億円〜1事故2千万円，年間3億円〜6千万円が支払われる保険(三井住友海上火災保険株式会社)．特約として柔道整復師賠償特約，個人賠償特約がある．

全日本鍼灸マッサージ師会の賠償補償制度

賠償保険，個人賠償保険，などがセットされ，独自の会員対象の相談室を設置した補償制度．支払い限度額が最大1事故2億円〜1事故3千万円，年間6億円〜9千万円，個別賠償1千万円〜100万円が支払われる（三井住友海上火災保険株式会社）．特約として柔道整復師賠償特約がある．なお，掛金には制度運営費800円が含まれる．

日本鍼灸マッサージ協同組合の賠償補償制度

賠償保険，個人賠償保険，などがセットされ，独自の会員対象の相談室を設置した補償制度．支払い限度額が最大1事故2億円〜1事故3千万円，年間6億円〜9千万円，個別賠償1千万円〜100万円が支払われる（三井住友海上火災保険株式会社）．特約として柔道整復師賠償特約がある．なお，掛金には制度運営費3,500円が含まれる．

学校同窓会・卒業生の賠償責任保険

賠償保険，個人賠償保険がセットされた保険．支払い限度額が最大1事故1億円〜1事故3千万円，年間3億円〜9千万円，個人賠償1億円が支払われる（東京海上日動火災保険株式会社）．

3．過誤の実際

平成13年までに筆者らが取り扱った過誤は，全体で814件であり，鍼の過誤が377件，灸の過誤が71件，手技による過誤が235件，医療機器による過誤が46件，などである（図Ⅷ-1〜5）．

鍼による過誤377件の内訳は，折鍼115件，気胸130件，症状増悪61件，神経損傷・麻痺25件，化膿・感染25件，皮下出血18件，などである（図Ⅷ-2）．

灸による過誤71件の内訳は，熱傷・低温熱傷・化膿瘢痕が51件，衣服等を焦がす20件である（図Ⅷ-3）．

手技による過誤235件の内訳は，骨折138件，症状増悪60件，捻挫・挫傷30件，などである（図Ⅷ-4）．

医療機器による過誤46件の内訳は，ベッドからの転落13件，赤外線等の光線療法15件，温・冷パック8件，吸い玉7件，などである（図Ⅷ-5）．

3. 過誤の実際

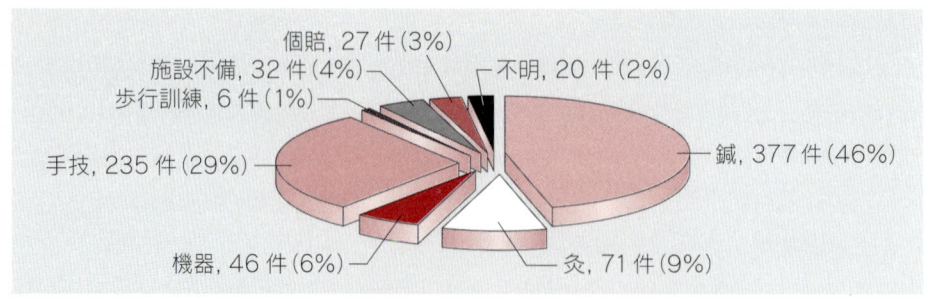

図Ⅷ-1　取り扱った過誤の全体（計814件）

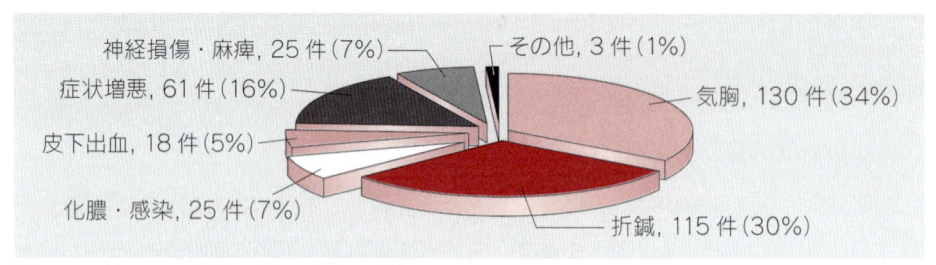

- 個賠, 27件(3%)
- 施設不備, 32件(4%)
- 歩行訓練, 6件(1%)
- 手技, 235件(29%)
- 機器, 46件(6%)
- 不明, 20件(2%)
- 鍼, 377件(46%)
- 灸, 71件(9%)

図Ⅷ-2　鍼による過誤の内訳（計377件）

- 神経損傷・麻痺, 25件(7%)
- 症状増悪, 61件(16%)
- 皮下出血, 18件(5%)
- 化膿・感染, 25件(7%)
- その他, 3件(1%)
- 気胸, 130件(34%)
- 折鍼, 115件(30%)

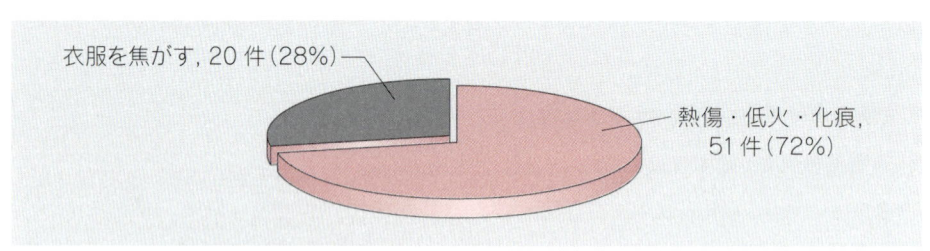

図Ⅷ-3　灸による過誤の内訳（計71件）

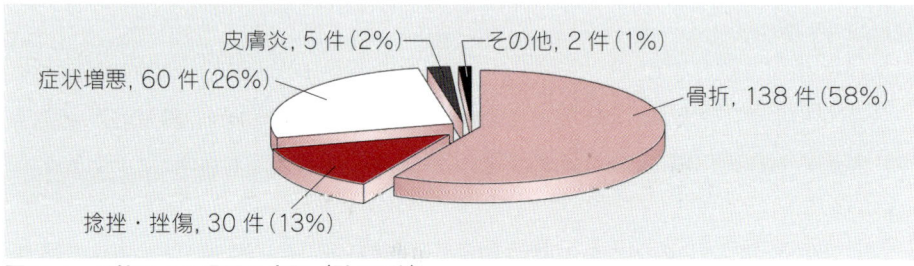

- 衣服を焦がす, 20件(28%)
- 熱傷・低火・化痕, 51件(72%)

図Ⅷ-4　手技による過誤の内訳（計235件）

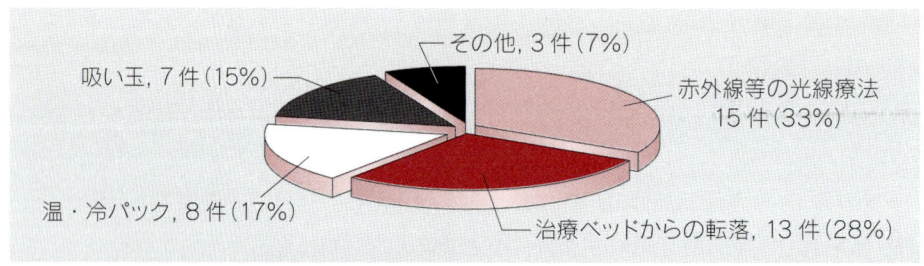

- 皮膚炎, 5件(2%)
- 症状増悪, 60件(26%)
- 捻挫・挫傷, 30件(13%)
- その他, 2件(1%)
- 骨折, 138件(58%)

図Ⅷ-5　医療機器による過誤の内訳（計46件）

- 吸い玉, 7件(15%)
- 温・冷パック, 8件(17%)
- その他, 3件(7%)
- 赤外線等の光線療法 15件(33%)
- 治療ベッドからの転落, 13件(28%)

4. 賠償問題処理の流れ（ルール）

　　賠償問題を円滑に処理するためには，普段から医療過誤についての意識を持ち，問題解決のための知識を十分に有することが重要である．

　　賠償問題処理には，基本的な流れ（ルール）（表Ⅷ-2）がある．過誤の内容は，1件1件異なるが，処理に向けての方法・手段はおおむねこの基本的な流れ（ルール）に沿って運んでいく．当事者間のトラブルの大きな原因は，当事者の一方あるいは双方が基本的な流れ（ルール）の順序を踏み外していることに起因することが多い．

　　たとえば，因果関係が明確でない時点で，患者側から「鍼灸師の施術が原因だ」「謝れ」「賠償しろ」と言われても，鍼灸師が困惑する．また，休業損害が立証されていないときに「1日5万円出せ」「100万円出せ」と言われても返答の仕様がない．

　　したがって，このような状況にならないように前もって流れ（ルール）を説明することや，トラブルに陥っても流れ（ルール）に戻ることが重要になる．

　　また，過誤処理はほとんどの鍼灸師にとって心身ともに辛い作業の連続となる．何事でも，不明点や疑問点が発生したときは保険会社（または代理店）担当者，弁護士等と相談する．患者の個人情報保護に注意しつつ，業界，鍼灸師仲間に相談することも一方法である．いずれにしても，賠償問題を一人で抱え込んでしまわないことである．

5. 医療機関受診の勧めと保険会社（または代理店）への連絡

　　患者から訴えがあったときは，その訴えを十分に聞く．過誤発生のおそれがあるとき，または過誤発生時はできるだけ早く医療機関を受診するように勧める．

　　保険会社（または代理店）には，事故発生通知書（→付5．資料）に保険証券の番号・枝番，加入者の氏名・住所・電話番号，事故が発生した日時・場所，患者（被害者）の氏名・住所・電話番号，患者の問診票・施術録・訴え，鍼灸師としての所見，話合いの状況等々を記入し，Fax送信（または郵送）する．急ぎの場合は，電話で医療過誤の発生を伝え，その後に医療事故発生通知書を送付する．

　　保険会社（または代理店）からは，受け取った医療事故発生通知書の確認の電話があり，必要な指示等が行われる．

6. 因果関係の検証

　　過誤により賠償責任が発生するには，鍼灸師の施術が患者の身体に傷害を与えたとする因果関係の立証が重要になる．その立証書式は，基本的には医師の診断書となる．因果関係が成立しない場合は鍼灸師に責任がなく，保険の対象とならない．

表VIII-2　賠償問題処理の流れ（ルール）の例

過誤の発生
- 患者からの訴え
- 過誤発生のおそれ，または過誤発生時

▶ 事故発生通知書に必要事項を記載し，保険会社（または代理店）にFax送信する．
▶ 急ぎのときは，電話等で連絡する．

↓

医療機関受診の勧め
- 患者の身体に傷害を被らせた場合

▶ 患者に対して鍼灸院受診時の状況，施術内容等を説明し，できるだけ早く医療機関の受診を勧める．
▶ 過誤の原因が不明な場合は，「自分の施術が原因でご迷惑をおかけしたことや，責任が明らかになった場合は，応分の責任（責任の範囲）を負う」というスタンスを維持する．

↓

因果関係の検証
- 因果関係の立証は，基本的に医師の診断書である．

▶ 診断書の取り付けや医療調査のときは，患者の同意書が必要である．
▶ 診断書により「因果関係がない」場合：加入者に法的責任はない．この場合は，賠償責任保険の支払いはなされない．
▶ 診断書により「因果関係があり」の場合：法的責任が発生し，賠償責任を負う．保険金の請求に備え，必要書類を取り寄せる．

↓

患者の治癒，損害額の確定
- 患者が治癒した時点で，損害額が確定する．

▶ 損害額の確定では，治療費（診療報酬明細書は医療機関ごとに必要），看護料，入院雑費，通院交通費（通院交通費明細書が必要），診断書等の文書費，休業補償（休業損害証明書，確定申告の写し等，立証資料が必要），慰謝料などが算定される．

↓

示談，調停，裁判等
- 示談が成立しないときは，裁判所で調停や訴訟を行い，解決を図る．

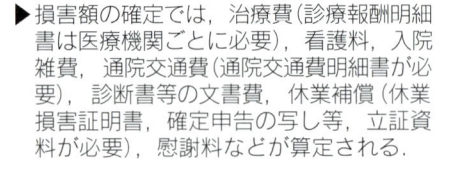

▶ 示談交渉では，損害額，賠償額等の話合いが行われる．示談では利害関係者（主に当事者）が，相互に歩み寄り，話合って円満に解決する．
▶ 不明点や疑問点が発生したときは，保険会社（または代理店）担当者，弁護士等と相談する．
▶ 賠償問題を一人で抱え込んでしまわないことが肝要．

↓

保険金の支払い
- 損害賠償金（示談のときは保険会社との話合いで決定した金額．調停，裁判では実額）のほかに，応急手当費用，裁判費用，弁護士費用（前もって保険会社の承認が必要．保険会社から紹介を受ける場合は承認が不要），などがある．

▶ 保険金の請求は，示談交渉がまとまるか，裁判所等の判断が確定して損害額が決定した段階で行う．保険金請求用紙に必要事項を記入し，書類を保険会社（または代理店）に郵送する．

因果関係が成立する場合は，鍼灸師に賠償義務が発生し，保険の対象となる（免責事項を除く）．ただし，鍼灸師の責任範囲は状況により100％～1％であり，幅が広い．責任範囲については十分に注意し，保険会社（または代理店）の担当者と相談しながら，処置・話合いを進めることが肝要である．

7．賠償金の支払い

1）賠償金の支払い義務

　不幸にして，鍼灸師の施術が原因で患者の身体に傷害・損害を発生させ，精神的・肉体的・社会的損害を発生させた場合，裁判等で鍼灸師の責任とその賠償額が決定（判決）された場合は，その賠償金を支払う義務がある．

　したがって，万一，鍼灸師に「支払い能力がない」ときは，患者に対して二重三重の苦しみを与えることになり，患者のもつ「鍼灸師に対する信頼」が二重三重に崩壊し，「地」に落ちることになる．

2）損害額の確定

　賠償保険は，被害者の原状回復に必要な費用を損害額と認定し，その責任比率に応じた保険金を支払う制度である．

　患者が治癒することで，その損害額は確定する．過誤賠償で支払われる項目は一般的に，治療費，入院雑費，診断書等の文書料，通院交通費，休業損害，慰謝料などである．入院雑費，慰謝料以外は立証書式が必要である．

　また，患者の損害内容もそれぞれ異なっている．一般的事項以外の損害が存在することもある．したがって，患者の請求内容を十分聞き，その支払いの可否等についても保険会社（または代理店）の担当者とよく相談することが肝要である．

3）示談，調停，裁判による保険金の支払い

　利害関係者等（おおむね当事者）が，賠償金やその支払い方法などについて話合いを進めることを示談交渉という．

　示談交渉では，①患者側が納得して示談を終わるか，②鍼灸師が自己負担して示談を終えるか，③保険会社が支払額を増やして示談を終えるか，④各人が分かち合って示談を終えるか，などの処理がとられる．

　しかし，それでも示談ができない場合がある．そのときは，弁護士に処理の依頼を任せるかどうかを保険会社（または代理店）と相談する．また，患者側から提訴されることもある．

　裁判所における「調停」「裁判」の結果は，実額の支払いとなる．

4）鍼灸師賠償責任保険での支払い

　保険金の請求は，示談交渉がまとまるか，裁判所等の判断が確定して損害額が決定した段階で行う．鍼灸師（加入者）は，保険会社（または代理店）に連絡して保険金請求書等を取り寄せ，必要事項を記入し，保険会社（または代理店）に返送する．

　保険会社は，書類の内容を精査し，鍼灸師（加入者）に支払いの可否，可能額の提示等を行い，保険金を支払う．

　損害賠償金は，示談のときは保険会社側（または代理店）と相談した金額が支払われる．調停・裁判時は実額が支払われる．その他としては，応急手当費用，裁判費用，弁護士費用（前もって保険会社の承認がある場合または保険会社の紹介を受ける場合），などの支払いがある．以下に，支払い事例と留意点を示す．

> **事 例**
>
> 　鍼灸師の深鍼により，患者に気胸を発生させ損害を与えた．診断書等により鍼が原因とされた（法的責任）．また，患者の損害も書類等により立証された．100万円を賠償請求され，鍼灸師は自分の過失を認めて，患者と100万円で示談し，示談金を支払った．
>
> 　鍼灸師は，自分が支払った示談金100万円を加入している損害保険に保険金請求した．保険会社は保険金請求書式を査定し，鍼灸師の損害100万円を承認し，鍼灸師に100万円を支払った．

　留意点　賠償責任保険は，鍼灸師（加入者）が法的責任を負い，被害者（患者）に賠償金を支払ったときにその損害を担保する．したがって，保険会社の承認額が鍼灸師（加入者）と患者が合意した示談金額に一致しないときもある．そうならないためには，過誤発生以降，保険会社（または代理店）と協議・相談をして事を進めることが大切である．

　また，通常，賠償責任保険での示談代行は行われない（自動車保険を除く）．

8．弁護士の依頼

　過誤問題は，基本的に当事者間の問題である．鍼灸師を信頼して施術を受けていた患者に傷害を被らせた事実は拭えず，（その後の賠償問題の処理で）鍼灸師が背を向けることは患者を二重に裏切ることになる．しかし，患者側の態様も様々である．

　「物凄く強圧的」「過大な要求」「因果関係不明」「言いがかり的」等々，種々ある．一人で処理できないときは，保険会社（または代理店）の担当者と相談をし，弁護士に処理を依頼する．一般的に，弁護士は保険会社から紹介してもらうことが多い．弁護士費用は保険から支払われる．また，鍼灸師が推薦する弁護士を保険会社が承認したときも同様となる．この場合は，前もって保険会社に相談し，承認を得ておく．

（藤原義文，小松秀人，高田外司）

IX. 鍼灸医療事故の事例

1. 鍼灸医療事故訴訟等の現状

　鍼灸医療事故訴訟が年間に何件あるのかは，統計がないことから明らかではない．また，鍼灸医療事故訴訟が判決となり，市販の判例集に掲載されるケースは多くない．これは，裁判に至っても，訴訟上の和解で解決されることが多いこと，また，通常の医療過誤においては，因果関係や過失の有無が深刻な争点となるが，鍼灸医療事故においては，医師の医療過誤に比して因果関係や過失の判断がそれほど複雑でないケースが多い，などの理由によると思われる．

　また，鍼灸師賠償責任保険の普及により，保険に加入している鍼灸師については，保険会社から事件解決に向けてのアドバイスを得ることができ，また，支払資力にも問題がないことから，示談により解決するケースが多いと思われる．

2. 事例―解決までの経過（示談，調停，判例，和解）／解説

1 気胸

事例1　鍼施術上の過失により血気胸が発生したとされる事例[1,2]

> 判決日：昭和51年4月30日
> 裁判所：福岡地裁小倉支部
> 事件番号：（ワ）第374号，損害賠償請求事件
> 被告（被控訴人）：鍼師A，鍼師Aの妻
> 結果：判例―原告の請求通りと賠償認定額は160万円．

事案概要

　患者（原告）は27歳女性，会社員．肩背の痛み，胃腸治療のため月1～2回鍼師A（被告）の鍼灸療院にて受療．その年の健康診断は正常であった．当日，鍼灸院が混んでいたため，鍼師Aの妻（資格者）が肩・背部へ刺鍼，マッサージを行った．Aの妻は，患者に鍼施術を行うにあたり，肩こりの具合から，通常の患者に使用すべき鍼より長く太い鍼（鍼の長さ，太さは不明）を使用して頸背部に刺鍼中，患者は左背部2カ所において，刺鍼の瞬間従来経験したことのない強い痛みを感じた．30分後，患者は鍼灸院の帰途，バス内で左側胸部痛を自覚し，さらに同日夜左

肺部内に異常な摩擦音の生ずるのを自覚する．翌日，胸痛が著しく，発熱し，2日後に医師受診．精査結果「左血気胸」が判明．入院合計55日，内科薬物による治療1年．

解決までの経過

　鍼灸師Aの妻の施術と患者の血気胸の関係については，訴訟上の因果関係の立証は，経験則に照らして，全証拠を総合検討し，特定の事実が特定の結果発生を招来した関係を是認し得る高度の蓋然性を証明することである．血気胸の原因には，激しい咳，肺結核，事故による骨折，胸部の刺創や弾創等が考えられている．刺鍼についても，患者の体格，刺鍼部位，鍼の種類，刺鍼の浅深等では，血気胸を発症させる可能性を有するとされている．

　本事例は，患者は気胸発生日前において，鍼灸療院における鍼施術以外に，血気胸の原因となるべき格別の経験ないし疾病を有しなかった．事実認定等を総合すると，他に特段の事情が認められない限り，経験則上，患者の血気胸の原因は，Aの妻の鍼施術による刺鍼行為であり，血気胸の発症と鍼施術の因果関係を是認するのが相当．施術者は準委任契約の履行において不完全であったといわなければならない．

　鍼灸師は，鍼を被術者の体内に刺入する特殊性に鑑み，患者の年齢，職業，健康，体格，施術部位，筋の強弱・鍼に対する敏・不敏等に応じて，鍼の太さ，長さを選択し，刺鍼の浅深，強弱を加減することにより，患者の内臓組織に損傷を与えないよう細心の配慮をなすべき注意義務を負担するが，血気胸の発症が不可抗力によるものであるか，現代医学の予測を超える程度に鍼に過敏な特異体質等，その他これに類する原因に起因することの立証がない限り，Aの妻は注意を怠り，刺鍼の深度を誤って鍼尖が胸膜を貫いて肺組織内部に刺入させる過失を与えたと推認するのが相当である．施術者らは，夫々患者に損害賠償金を支払え．

　本件の場合，因果関係・賠償金額の認定等のすべての事項で，患者の請求通り賠償認定額は160万程度であった．

鍼灸師からの事例解説

　　藤原[2]は鍼に起因する事故や過誤の件数が377件であり，その中で第1位が気胸で130件（34％）と報告している（図VIII-1）．また，山下[3]も，国内の医学雑誌では刺鍼による外傷性気胸例の報告論文が減少傾向なのは，日常的な事故になり，論文にするほどの新奇性がなくなったからかもしれないと警鐘している．

　　本事例では，身長や体重，刺鍼部位や深度など不明な点が多く，発生状況から血気胸の原因が刺鍼でないとの反証はかなり困難がある．事例を総合的に判断して判決通りと考える．鍼灸師の立場からのポイントは「鍼灸治療上のカルテの意義と管理」，「注意義務」，「刺鍼の危険深度」に関する認識の不足である．→ガイドライン

●情報のカルテ記載と注意義務→患者情報の収集，カルテの記載と保存（p20, 21）
　　鍼灸師は，治療前に患者の体型や，自然気胸や肺疾患の既往歴を含めた問診，および声音振盪や理学的検査所見を行うなど，患者情報の収集に注意を払う必要がある．

また，患者から知り得た情報は，必ずカルテに記載する．これらは事故防止や，万一，事故に遭遇した場合，自己の正当性を主張する根拠となる．また，鍼灸師は，治療中の咳や不意の体動の危険性について患者へ事前説明を行い，自らも患者の行動に注意する．鍼通電中の筋収縮による鍼の体内への入り込みや，置鍼中の鍼を覆うタオルケットのかけ方等にも注意が必要である．

● **刺鍼の危険深度**

鍼灸治療での気胸は，肺野領域での刺鍼で肺や胸膜を損傷することによる外傷性（医原性）気胸[4]と，鍼灸治療中に偶然発生した自然気胸の2つが考えられる．一般的には，ほとんどが前者のケースである[5]．前者の発生に際して，重要なことは肺野領域での刺鍼の危険深度を知ることである．刺鍼の危険深度を知ることで，外傷性気胸を極力防止することが可能と考える．大阪大学，徳島大学両歯学部の解剖実習用遺体での解剖所見[6,7]や生体のCT・MRI画像所見で，肩井と膏肓穴の危険深度を検討した結果，肩井穴の体表への垂直方向への刺鍼では，やせ型女性で20mm以上，その他の体型で25mm以上，膏肓穴では体表に垂直方向で19mm以上が，危険深度であった．→ ガイドライン

事例2　鍼灸治療中に胸痛を訴え，両側性気胸で死亡した例[8-11]

損害賠償請求調停申立事件
相手方：鍼灸師
結果：調停成立

事案概要

東京世田谷区の鍼灸院で女性が治療中に呼吸困難になり，搬送先の病院で急死した．警視庁北沢署は治療の鍼が肺に達して死亡した可能性を認め，業務上過失致死傷の疑いで捜査を始めた．患者は杉並区内に住む無職の女性（70）で，同日20日午後2時ごろから同院50代の女性鍼灸師から鍼と電気治療を受けた．その後，全身マッサージを受けているさい胸が苦しいと訴えた．同院が午後3時5分ごろ救急車を呼び，新宿区内の病院に搬送した．女性はその約1時間後に呼吸不全で死亡した．翌21日に遺体を司法解剖したところ，治療に使った鍼が肺に刺さった疑いがあった．女性は肩こりや腰痛の治療のため，約1年前から週に2，3回同院で治療を受けていた．

解決までの経過

気胸は，鍼治療により生じる鍼灸医療事故の典型例の一つである．刺鍼の場所や深さ，また，刺鍼と気胸発症までの時間的間隔などから，因果関係を判断することになる．肺のある場所に刺鍼し，かつ，鍼治療後，数時間内に発症した場合，他に特段の原因が考えられない限り，鍼治療によるものとして，因果関係が認められるのが一般的といえる．本件では両側性気胸であり，外傷性のもの，すなわち，鍼による肺損傷がまず疑われる．しかし，施術者の中には，この程度の

深さで気胸になるものか疑問を持つ者がいる位であるから，正確な医学的知識を習得することが重要である．患者が，鍼灸医療事故により死亡に至れば，施術を行った鍼灸師は，刑事上，業務上過失致死傷罪として捜査の対象となり，その結果，起訴されることもある．

刑事事件では，因果関係についての厳密な立証が検察官に求められることから，検察サイドとしては，当事者間で示談を成立させ，できるだけ刑事事件としては，起訴しなくて済む方向に持っていきたいものといえる．刑事事件が関係する場合は，司法解剖が行われ，その結果，外傷性のものであることはより明確になるものといえる．

鍼灸師からの事例解説

患者は鍼治療終了直後に呼吸困難と胸部痛を起こし，90分後に死亡した．剖出所見で左右胸腔内の壁側胸膜上に肉眼で斑状出血が認められた．これは胸腔内に鍼が挿入されて肺を穿通したことを示唆するものである．壁側胸膜上に脊柱に沿って見られた多くの黒い点は，顕微鏡で見るとほこりのような黒色の色素と，これらの色素を含有するマクロファージからなるものであった．これらの黒点は以前の鍼の挿入が原因で生じたものと考えられた．司法解剖から，鍼が気胸を起こしたと断定された．

治療はステンレス製の40mm18号鍼．治療体位は伏臥位で，使用穴は天柱，大杼，厥陰兪，膈兪，腎兪，大腸兪，志室，環跳で鍼通電を20分行った．治療中，体の上にはタオルをかけていた．抜鍼後に指圧をし始めて2〜3分後に息苦しい症状が出現したことになる．

このケースでは，背部兪穴（大杼，厥陰兪，膈兪）にどのような深さ，方向で置鍼し，どのような通電をしていたかが問題となる．さらにその上にタオルをかけたとあり，もし直刺した鍼にタオルをかけたとすれば，当然タオルの重みで40mm鍼であれば40mmは体内に入る可能性がある．

厳振国ら[12]は，上海中医薬大学の解剖学教室において男性21体，女性30体の合計51体の遺体を用いて実際に体幹背部・胸部の経穴において，皮膚から臓器表面までの距離を測定した．体幹部背側の局所解剖の知識として，肺を損傷する可能性のあるのは脾兪，胃兪および意舎，胃倉穴位より上部で，今回使用された大杼，厥陰兪，膈兪のうち，膈兪では平均して男性の左側31.6±8.8mm，右側37.7±11.6mm，女性の左側29.8±7.8mm，右側34.5±11.7mmで臓器まで達し，鍼体が40mmの鍼先が十分に胸膜を貫いた可能性がある．また，同時に鍼通電を行っていたとすれば当然鍼は筋の運動とともに動いていたはずで，18号鍼のような非常に細い鍼であっても気胸を起こすことは十分考えられる．

山田[13]は肺生検気胸発生文献から鍼治療気胸発生率の推定をしている．それによると，通電されていなければ，鍼が肺に刺入されたときの気胸発生は肺生検鍼の外径が1.20mmから0.56〜0.51mmと小さくなると気胸の発生率が37%から8%を下回ると推定している．今回の18号鍼（0.18mm）ではさらに確率はより低くなると思われる．

おそらく膈兪付近に直刺して，置鍼した鍼にタオルの重さが加わり，さらに通電していることにより鍼が大きく動いたために胸膜に大きな損傷を与えた可能性が大きく，患者へのタオルがけの配慮がかえって仇になったと考えられる．室温を上げて，タオルをかけないなどの配慮が必要である．→ ガイドライン 鍼通電の一般的注意

事例3　刺鍼による両側性気胸での死亡例[2]

> 裁判所：奈良県葛城支部
> 事件名：刺鍼による両肺気胸で死亡した事例
> 事件番号：(ワ) 第391号，損害賠償請求事件
> 被告（被控訴人）：鍼灸師
> 結果：和解—裁判所は4246万円支払えとの判断

事案概要

　患者（原告）は71歳女性，会社経営者で，頸肩部・肩甲間部のこり，特に左側を訴える．3年前より2カ月に1回程度来院．太り気味．施術者（被告）は，全身マッサージを施し，次に全身に鍼施術をした．使用鍼は単回使用毫鍼40mm20号鍼，一部50mm20号のステンレス鍼を使用．施術時間は約3時間であった．患者は帰宅（バイクで帰宅・所要15分）1時間経過後，気分が悪くなり暫く横になって休んだ後，家族が運転する車で医院へ行く．医院の玄関に入る頃から大変な苦痛を訴え，診察により突発性の両側性気胸による急性呼吸不全と診断された．

　医師は，救急車を手配し，受け入れ病院を検索中，急変を起こし，緊急に人工呼吸・心臓マッサージの処置がなされたが，施術約5時間後，死亡した．遺体は，司法解剖された．直接の死因は「気胸」とされ，原因は，肺にまで到達した胸背部刺創とされた．患者側は，請求総額4950万円の民事訴訟を提訴してきた．

解決までの経過

　司法解剖によっても，気胸の原因は刺鍼とされていることからも，施術と気胸との因果関係を争うことは極めて困難といえる．司法解剖による所見は，専門医が作成するものであるだけに，証拠としての価値は非常に高い．これを争うためには，気胸の原因として，鍼施術以外のものを特定し，その積極的な証明を行うことが必要となるが，容易なことではない．因果関係を争うことが困難な事例では，損害論が専ら争点となる．この裁判は判決になり，施術者に4246万円を支払うよう命じられた．

鍼灸師からの事例解説

　刺鍼による外傷性気胸例のほとんどが片肺気胸であるが，山下[3]は2004年以前に国内外の医学雑誌に掲載された両側性気胸の症例報告が23件あり，うち3件は死亡例としている．両側性気胸は緊急を要するので，医療機関への迅速な対応が要求される．

鍼による外傷性気胸の発生は，肺に達する深刺によるとされている．最悪の転帰で患者が死亡した場合，剖検によって肺への点状出血斑等が確認されれば，刺鍼と気胸の因果関係は立証される．本患者は鍼灸治療5時間後に死亡し，検死の結果，刺鍼による両側性気胸と診断された事例である．本患者の体型は太り気味で，肩こり等で3年前から継続的に鍼灸治療を受けており，事故発生当日，施術者の治療院で全身のマッサージ，鍼治療を受けた．使用鍼は単回使用毫鍼40㎜20号，一部ステンレス鍼50㎜20号を使用したとあるが，刺鍼部位や深度など不明瞭な点が多く，また，遺体検案の結果，剖検写真に刺鍼部位にほぼ一致する肺の点状の出血斑が複数確認された．本事例では，刺鍼による両側性気胸でないとする反証は困難である．

　過去の刺鍼による外傷性気胸の場合，ほとんどが片肺気胸である．しかし，鍼灸治療は，一般的には左右同様の手技を行うことが多く，万が一気胸が発生する場合，両側性気胸となる可能性は高い．両側性気胸の発生を防止する意味で，肺野領域，特に膀胱経1行線と2行線での危険深度を知った上で，左右の刺鍼の深度を変えることも必要である．

　2009年12月15日に，大阪で無資格者による両側性気胸による死亡例が報告された．詳細は不明であるが，東京の事例，本例ともに死体検案の結果，共通して肺への複数の点状出血斑が確認されている．すなわち，以前から深刺により肺を損傷しており，何らかの条件が重なって両側性気胸を発症したと考えられる．肺野領域での危険深度の把握が必要である[14]．→ ガイドライン　主要経穴の安全深度の目安について

2 折鍼・埋没鍼

事例4　風池穴刺鍼での折鍼[2,15]

判決日：平成4年7月27日
裁判所：東京地方裁判所
事件番号：（ワ）第6891号，損害賠償請求事件
被告（被控訴人）：鍼師A
結果：判例―慰謝料400万円を含む，合計543万円を認定した

事案概要

　患者（原告）は，鍼師A（被告）から治療を受けた．折鍼はAが患者の背面に刺鍼終了後，電極を接続して鍼通電している間に，左風池穴へ刺入した鍼が鍼柄の下端から約1cm弱のところで折れ，約3cm長の鍼体が患者の右部位の体内に残置された．患者は，本件事故発生直後に診察を受けた医師の指示により即日D病院に入院し，1週間後に鍼を摘出するための手術を受けたものの，鍼の全部摘出には成功しなかった．入院期間60日．

解決までの経過
●患者（原告）の主張

　Aが施術中，左風池穴に刺鍼後，鍼通電中に折れ伏鍼した．また，伏鍼が硬膜に達し放置すればさらに体内に進入し延髄に突き刺さり死に到るという切迫した危険性があり，手術し伏鍼の一部を除去し，延髄を迂回する位置に移動し，取りあえず生命を危険にさらす切迫した状況は回避された．患者は，慰謝料1000万円を含む1300万円余を請求した．

　Aは使用する鍼に傷，腐食等の不良がないか検査する義務，施術においても折鍼を避ける義務，折鍼事故につながる体動をとらないように患者に説明したうえで，施術中においても注意するなど，施術中の折鍼事故を防止する高度の注意義務を負う．特に刺入した鍼への鍼通電治療方法では，通電に伴う振動による金属疲労やパルスの刺激による強い筋収縮によって，折鍼の危険性が増大することから，注意義務はさらに加重される．さらに，風池穴付近は，延髄，脊髄に連なる人間の生命や運動の中枢が集中している場所であり，刺入鍼や伏鍼が延髄や脊髄に到達しないよう注意する義務がある．施術者は，いずれの注意義務にも違反．

●施術者（被告）の主張

　折鍼の原因は，Aの注意にもかかわらず，患者（原告）が施術中に行った体動によるものとし，鍼に欠陥があったためではない．伏鍼は，鍼の回りを結合組織もしくは瘢痕組織が覆い，体内での移動も余りなく危険性はない．本件事故の場合もそのまま放置しておけば伏鍼は結合組織が覆い，生命への危険は生じなかった．それにもかかわらず，本来必要のない手術が行われた．本件事故には患者の主張する危険性はなく，本件手術も本来不必要であり，患者の主張する損害はいずれもAの行為と因果関係がない．また，Aは鍼施術で欠陥鍼を使用してはならない注意義務ならびに折鍼を防止すべき注意義務は負っていたが，それ以上に患者の主張する刺入鍼が延髄に到達しないよう配慮する義務や折鍼で伏鍼しないようにする注意義務を負うものではない．風池穴は通常の刺鍼点で，使用した鍼はステンレス製であり，通電の腐食には極めて強いうえに使用回数も10回以内であった．本件事故当時腐食等の欠陥は考えられない．折鍼は患者の不用意な体動によるもので，Aに何ら過失はない．なお，Aが通電中，患者の側を離れていたのは，女性患者の場合通常のことであって，何ら問題はない．

■判　　　決■

　鍼師A（被告）は，鍼を体内に残置させない義務を負うが，折鍼での伏鍼の移動によって臓器等に損傷を与える可能性がある部位に刺鍼する場合には，施術中の折鍼事故を防止すべき高度の注意義務を負うことはいうまでもない．風池穴は延髄や脊髄に近く，伏鍼が延髄や脊髄に達した場合には死に至る可能性がある．鍼師Aは，患者（原告）の風池穴に刺鍼する際，折鍼の生じないように高度の注意義務を負担すべきである．本件は，鍼師Aの施術中に折鍼事故が生じたのであるから，特段の事情がない限り，Aには上記注意義務に違反した過失があったと推認すべきである．

　鍼師Aは，折鍼はもっぱら患者の不用意な体動によるものと主張し，Aにおいて患者の体動を防止すべき注意義務を尽くしたこと，および患者の体動が予見不可能なものであったことについての主張立証はないから，鍼師の主張は失当である．折鍼は，Aが患者に刺鍼し電極を接続して鍼通

電中に生じたものであること，患者は鍼治療を何回か経験しており，特に緊張によって筋収縮を引き起こしたとは考えられないこと，かなり急激な体動によっても，鍼は折れずに曲がるだけの場合が多いこと，鍼通電する治療法をとると鍼が腐食しやすいこと等の事実からみると，本件は鍼の何らかの欠陥によって生じた蓋然性が高いというべきである．したがって，本件事故は鍼師Aの過失による不法行為によって生じたものというべきであるから，Aは本件事故によって患者の被った損害を賠償すべき責任を有する．

前記認定の事実によれば，本件伏鍼は，極めて危険な状態で患者の体内に残置され，場合によっては鍼が延髄を直撃して死に至ることもあり得る切迫した状況であったこと，鍼が延髄の方向を向いていたため，放置しておくと，先端が延髄を損傷し，重大な結果を引き起こすおそれがあり，緊急手術で伏鍼を除去する必要性が認められる．施術者は，本件伏鍼はそのまま放置しても結合組織等に覆われて危険性がないと主張する．しかし，主張を是認する証拠はなく，施術者が援用する文献の記載も，「結合組織に覆われるといわれている」「結合組織につつまれた金属塊として，筋層間に無害な異物として残るもののようである」というものにすぎない．むしろ，本件のように，鍼が頸椎と後頭骨の間に入り込み，その先端が硬膜にまで達しているような場合には，鍼が硬膜を貫き，延髄を損傷することがあり得ること，そのような事態になれば患者の生命に重大な危害を及ぼすであろうことは明らかであり，それを防止するために鍼を摘出する必要性があったことは疑う余地がないというべきである．したがって，鍼師Aの主張は採用できない．慰謝料400万円を含む，合計543万円を認定した．

鍼灸師からの事例解説

折鍼の場合，残存した鍼は画像でその存在が証明されることが多い．その際，鍼師は折鍼の事実を認識していることがほとんどである．治療中での折鍼に対して，鍼師の注意義務と安全な刺入深度，そして手技，体内に残存した伏鍼の行方，手術の有無についてコメントする．

● **注意義務**

鍼師の事前の鍼の点検不備，施術時の不注意，患者の不意の体動など，折鍼を起こす原因に対して注意する義務がある．→ ガイドライン　折鍼の予防対策

● **刺鍼の安全深度** → ガイドライン　主要経穴の安全深度の目安について

瘂門，天柱，風池など後頸部には，深部に延髄脊髄移行部が存在する[16]．深刺や伏鍼で延髄や頸髄を損傷する可能性がある．したがって，刺鍼の安全深度を知ることが，折鍼を防止する要点の一つである．松岡[17]は，遺体を対象に，瘂門，天柱，風池での眉間方向や眉頭方向への刺入鍼は，硬膜を貫いて延髄脊髄移行部を直刺すると報告している（図IX-1）．また，尾﨑ら[16]は，患者50名の生体画像所見から，瘂門・天柱穴での刺入方向別到達構造の体表からの距離をまとめた（表IX-1）．瘂門穴での危険深度は特に印堂穴方向で31mm以上，天柱穴の両攅竹穴方向への刺鍼では36mm以上が危険深度と考えられる．

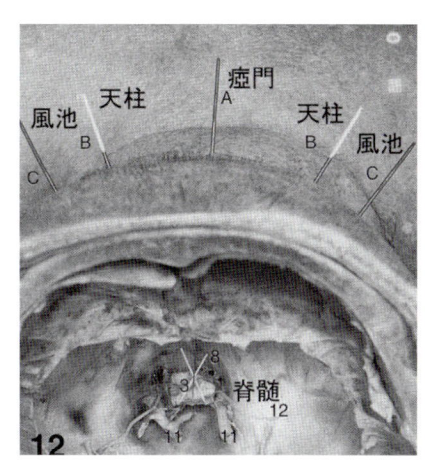

図IX-1 瘂門・天柱・風池穴刺鍼と延髄脊髄移行部との関係（松岡憲二・他：鍼灸師・柔道整復師のための局所カラーアトラス[17]による）
頭蓋・脳を切除し，頭蓋内を見る．

表IX-1 瘂門・天柱穴での刺入方向別到達構造と体表—到達構造間距離

経穴	刺入方向	到達構造	体表—到達構造間距離（mm）			
			男性平均±標準偏差	女性平均±標準偏差	最大値	最小値
瘂門	眉間	硬膜	47±5	41±6	57	31
	水平	軸椎棘突起	33±8	27±7	48	13
天柱	同側眉頭	椎骨動脈	49±6	45±7	61	36
	水平	環椎後弓	47±7	42±8	58	29

●手技について

折鍼の発生は，激しい手技による場合や鍼通電中であることが多い．→ガイドライン
折鍼，埋没鍼，抜け鍼

●伏鍼の行方

伏鍼の行方には，3つのケースが考えられる．①鍼は異物で，体外に排出される，②ある程度移動し，筋と筋の間の結合組織に生涯とどまる，③移動中に脊髄や血管など重要な臓器を損傷する，またその可能性がある．その場合は，手術で摘出する[18]．

経過観察するか手術するかは，事例ごとに手術の困難さや伏鍼の長さ，部位について患者に説明し，判断する必要がある．

「X線撮影の結果，体内に鍼が残置していると言われた．先生の所以外では鍼施術を受けたことがない，賠償して欲しい」と患者が訴えて来るケースが，年間数件発生している．精査すると鍼ではなく縫い針やX線撮影時のフィルム上の糸屑であったり，他院での折鍼であったり，あるいは金銭目的の虚偽の折鍼話もある．鍼師は折鍼しないよう注意することはいうまでもないが，折鍼に対する身に覚えのない訴えは，カルテへの正確な記載と丁寧な患者対応により防げることがある．

事例5　肩甲間部に鍼通電中での折鍼[2]

被告（被控訴人）：鍼灸師
結果：示談—患者側弁護士より「申し入れ書」が到着，弁護士間で302万円余の金額．

事案概要

患者は52歳主婦で，不眠症・肩こりを訴え来院．少し神経質な印象．施術者は，頑固な肩こりで，強刺激を与えないと解消しないものと判断した．以降，300日のうち，45回施術した．45回目の施術は，40mm22号ステンレス鍼による．左肩甲間部の鍼通電を抜鍼したところ，鍼先の1cmが折れた．折鍼後，直ちに近くの病院へ行き，即日入院．摘出手術を施行したが，摘出不能で大学病院へ転院・即日入院する．大学病院で再度摘出手術するも摘出できず．合計1カ月ほど入院の後，治療中止の状態で退院帰宅する．

退院にあたり，執刀医から「これからは大変ですよ．鍼が動いて身体に悪影響を及ぼすこともある」といわれ，以降，患者は恐怖心から不眠が続き，時には夜中に大声で叫ぶなど，家庭生活が乱れ，年老いた両親の観察が必要となる．

解決までの経過

患者からは，施術者に430万円余の賠償請求あり．施術者側は，支払賠償金額として，折鍼に直接起因する損害（折鍼過誤発生による治療費・休業損害・慰謝料など）を認定したが，患者固有の症状，精神的な疾患についての損害は認定できないと主張した．また，治療が終了し，本件事故により発生した損害総額が確定後でなければ最終的な示談は不可能と主張した．事故から，3年経過後に患者側弁護士より「申し入れ書」が到着，弁護士間で302万円余の金額で示談成立した．過誤の原因は，45回の施術の中で，患者の人間性を的確に掴めなかったことと，始業前の用具等のチェック不備と考える．

鍼灸師からの事例解説

● **治療の主導権は鍼師**

今回，刺鍼前に使用鍼のチェックがなされたか，また，鍼通電での刺激強度（出力）は不明であるが，患者は刺激に慣れた，関西で言う〝はり食い〟タイプと考えられる．刺激強度（出力）が大きく，したがって強い筋収縮による鍼へのストレスはかなり大きく，金属疲労による折鍼の可能性が推測される．患者が刺激を求めて，刺激強度（出力）アップを求めたとしても，最終的な責任は鍼師にあることを自覚し，設定した刺激強度（出力）が適切な刺激であることを納得させ，「今日はこれで良い」と言える勇気が必要である．また，通電中は絶えず監視を行い，事故の発生防止に努める．→ ガイドライン 鍼通電時の注意

● **信頼できる医師や病院の確保**

患者談で事実関係は定かでないが，医師の何気ない言葉が患者や家族および当事者を苦しめることがある．万一に備えて，信頼できる医師や病院の確保が重要である．
→Ⅳ．－他の医療機関との連携（p28）

●鍼通電での折鍼と責任

　鍼メーカーは，折鍼について強い捻鍼で折鍼の可能性が高くなること，単回使用鍼は通電用ではなく，万一，鍼通電による折鍼が起きた場合，ケースによっては鍼師の責任としていること，メーカーとしては単回使用のみ責任を持つとし，同じ患者でも2回以上使用する場合は，鍼師の責任とコメントしている[19]．単回使用毫鍼は1回限りの使用を目的にしているので，折鍼事故での責任については，ケースによって使用者，鍼製造業者，鍼通電器製造業者の責任が存在しうる．施術者は，折鍼防止のためには，再使用鍼の禁止，単回使用毫鍼の徹底，鍼は18号鍼以上の太さを使用する．鍼を使用する前に目視でチェックし，鍼通電時危険な部位，深度，角度，およびクリップの位置等に注意が必要である．

事例6　左頸部での刺鍼による折鍼[2]

> 裁判所：神戸地裁尼崎支部
> 事件名：左頸部での刺鍼による折鍼
> 被告：鍼灸師

事案概要

　鍼治療で首筋に打った鍼が折れて体内に入り，摘出できずに後遺症が続いているとして，兵庫県尼崎市の無職の女性（64）が，治療した同市内の鍼師（被告）を相手取り，慰謝料など4370万円の損害賠償を求める訴えを起こした．

　訴状によると，患者（原告）は1997年9月3日，鍼師に全身の鍼治療を受けた際，左の首筋に打った約4cmの鍼が折れて体内に残った．治療後，鍼師は毛抜きのようなもので取ろうとしたが，失敗．鍼師は「1週間で出てくる」といった．患者は痛みが増加し，翌日も，筋肉を和らげて摘出する「迎え鍼」を周囲に打ったが鍼は抜けなかった．その間，鍼師は医師の診療を受けさせなかった．女性は痛みが取れず，翌月，西宮市内の病院で電気治療などを受けた．しかし，効果がなく，11月中旬，別の外科医院で「摘出しないと鍼が肺に達し，死ぬ恐れがある」と診断された．鍼は筋肉の深い層に移動し，筋や神経を切断しないと摘出できないことが分かり，手術も中止された．女性は首の痛みや左手足のだるさのほか寝不足に悩まされ，掃除のパートも欠勤で解雇されており，「注意を怠った結果の事故で，事故後の処置も間違っていた．死ぬかもしれないという恐怖にさらされている」と主張している．

解決までの経過

　折鍼の場合，体内の鍼を摘出するための手術費用は，当然，賠償の対象となる損害といえる．また，鍼が摘出できた場合は，損害の算定において，通常の傷害の事例と特に異なる点はない．しかしながら，鍼の除去ができなかった場合は，体内に鍼を残したままの生活を余儀なくされることから，慰謝料をどのように算定するかは悩ましい問題といえる．

鍼灸師からの事例解説

　折鍼事故の原因としては，①鍼の選定ミス(材質，太さ，長さなど)，②鍼手技などの技術的問題（刺入の方向，角度及び深さ，抜鍼困難（渋り鍼）での不適切な処置など），③患者の咳，くしゃみなどによる体動や姿勢変動による筋収縮，無理な姿勢など，④鍼自体の問題(材質，傷，腐食および管理など)，⑤鍼通電の適否と通電による鍼体への影響などが考えられる．

　本件事故では，鍼の種類，材質，長さ，太さ，施術部位，手技，鍼通電の有無，抜鍼困難の有無など，詳細が不明である．また本事例の損害の算定は，通常の傷害事例と同様としているが，最終的な示談金等は不明である．事故の発生後に毛抜きで抜く努力はされているが，患者との信頼関係が構築されておらず，患者へ十分な説明がなされたかどうかも不明で，速やかに医療機関に同行して医師と相談するなどの初歩的な対応がされていなかった可能性がある．

事例 7　　ステンレス鍼の折鍼

事件名：単回使用のステンレス鍼による折鍼事故
被告：鍼灸師
結果：示談

事案概要

施術者は59歳．患者は29歳男性，看護師．がっちりとした筋肉質，バイクによる転倒歴2回．主訴：左頸肩部のこり．

　仰臥位で全良導絡調整療法により八分灸で本治法による調整をした．円皮鍼（長さ0.6mm）を左外関穴と左足臨泣穴に貼り，前肩井と百会に10分間置鍼（ステンレス鍼40mm16号），その後，風池，曲池，陽陵泉，太衝に単刺(ステンレス鍼40mm16号)．伏臥位で第4頸椎横の左夾脊—第5頸椎横の左夾脊，第6頸椎横の左夾脊—第7頸椎横の左夾脊に置鍼（ステンレス鍼50mm20号鍼）後，1Hzで15分間鍼通電（F電子製），風池・腎兪に置鍼する．

　頸部の鍼は直刺で30〜40mm程度刺入し少し旋撚し，鍼のひびきを得てから置鍼．その後，鍼柄にクリップを挟み患者が気持ちのよい中等度の強さ（目盛としては半分以下）で鍼通電した．通電後，抜鍼をし，最後に第6頸椎左夾脊の鍼を少し旋撚しながら抜いたところスーと抜けるような感じで，見ると鍼先が20mm程度なくなっていた．同サイズの50mmの鍼体と比較したが，やはり短い．また，鍼が尖っていないので，体内で折鍼の可能性が高いことに気づき患者に違和感や痛みの有無を尋ねたが，特に異常な点は認めなかった．しかし，すぐに，鍼の先がなくなっていることを告知し，事故の発生とX線を撮る手配を依頼する．X線撮影の結果，C6棘突起の左側に20mm程度の鍼が見つかり，4日後に6時間かけて体内の鍼は摘出された（図IX-2）．

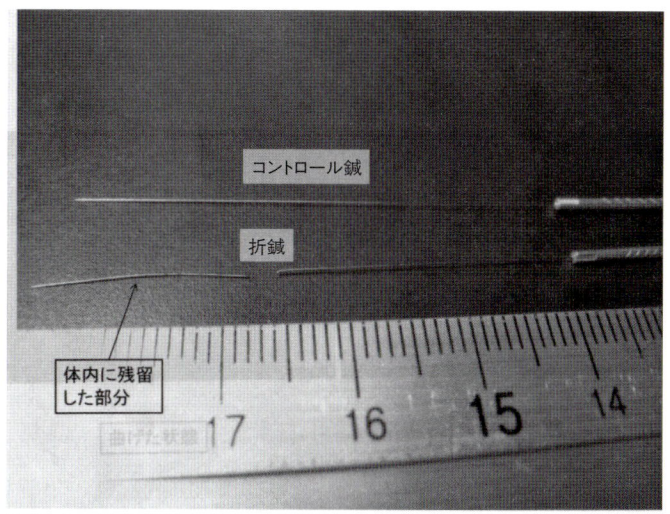

図IX-2　摘出された鍼50mm20号とコントロール鍼

解決までの経過

　鍼の摘出に必要かつ相当な手術代（治療費）は，賠償の対象となる．本件では，鍼の摘出に成功していることから，慰謝料は，手術による傷が癒えるまでの期間（治癒までの期間）をベースに算定することになる．

鍼灸師からの事例解説
●折鍼後の対処について
① 静かに落ち着いて対応する．
　大きな声で，「あっ」「しまった」など患者に動揺を与えるような言動は避ける．もし，鍼体が見えるような状態であれば，できる限りピンセットや毛抜きを使用して，抜く努力をする．
② すぐに患者に告知する．
　抜けない場合は，すぐに鍼が折れたことを患者に説明して，医療機関に連絡し，X線の撮影を依頼する．
③ 医療機関に同行する．
　なるべく折鍼した部位の筋を運動させないようにして，患者に付き添って医療機関に行く．同行できない場合は後からでも医療機関にて施術方法の説明を行い，診察結果を聞いておく．
④ 患者との信頼関係を大切にする．
　その後の処置については医師の意見を聞き，患者と相談して対応する．その場合，患者との信頼関係が重要で，患者の意思を最大限尊重する．
⑤ 鍼などの保存とカルテおよび経過の記録
　カルテの作成以外に何か気がついたことを経時的にメモをとるなど，記録を残して

おく．また，事故発生時使用した鍼などは捨てないで保存しておく．
⑥　原因の解明について
　今回の折鍼事故の原因の解明については，事故を起こした鍼と同一ロット番号の鍼および他のメーカーの鍼との引張強度および透過電子顕微鏡の金属組織を観察し，比較検討の結果，本件事故で使用したメーカの鍼はねばりが少なかった．さらに，透過電子顕微鏡で事故鍼の金属組織を観察した結果，鍼表面付近の結晶粒子は不均一に分布しており，それらが靱性（ねばさ）を低下させる一因になったと考えられる．今後は，公的な検査機関での早期の原因解明のための検査システムの構築が必要である．
⑦　早期の補償問題などの解決
　鍼の摘出ができれば，患者が落ち着いたころに話合いによる示談交渉を行う．いずれにしても誠意を持って対応することが大切である．
⑧　鍼灸医療過誤のために，あらかじめ賠償責任保険に加入しておくことは最低限必要であるが，それよりも，折鍼を起こさないための予防に力を注ぐことがより重要である．→Ⅷ．鍼灸師の保険（p74）

●折鍼を起こさないための予防法→ ガイドライン 　折鍼の予防対策
①　特に鉄鍼や，銀鍼・金鍼などに比べてステンレス鍼は比較的弾力もあり折れにくいが，金属疲労，電蝕や傷がある，水銀を塗付している，曲がったり，鍼体と鍼柄との固定が不十分といった不良な鍼は使用しない．そのために使用前に新品でも鍼は必ず目視で十分検査する．鍼は単回使用のステンレス鍼の使用が望ましい．
②　患者には楽な姿勢をとらせ，咳，くしゃみ，急激な体動などについて注意しておく．咳，くしゃみが出そうな場合，刺鍼前にあらかじめ知らせるように説明する．
③　手技は慎重に行い，直接神経に接触して電撃痛を発生させ急激な体動を誘発しないようにする．鍼根部まで深く刺入しない．パルス鍼通電では30分以内とする．なお，ノイロメータなどの直流による通電では陰極で12V・200μA以下で，通電時間は7秒程度とする．また，陽極通電は折鍼の危険があるので絶対に行ってはならない．
④　抜鍼困難の場合は，途中で折れないように注意して，落ちついて患者の筋の緊張をほぐしてリラックスさせ迎え鍼を行う．そして少し刺入するような気持ちでゆっくりと慎重に抜く．また，術者は「しまった」「抜けない」「折れた」など不用意な声を発して，患者に余計な不安をいだかせない．

事例 8　埋没鍼

> 判決日：昭和63年3月25日
> 裁判所：大阪地裁
> 事件名：後頭部への埋没鍼による感覚麻痺の事例[2,20]
> 事件番号：（ワ）第6250号，損害賠償請求事件
> 被告（被控訴人）：鍼灸師
> 結果：判例—3085万円を支払え

事案概要

　患者（原告）は肩こり・車酔い等の症状をやわらげるため，鍼灸師（被告）に治療を依頼した．この際，鍼灸師は埋没鍼を実施した．長さ約40mm，太さ0.14mmの鍼を患者の後頭部等に刺し入れた後，鍼柄を折り取り，他の鍼体部分を体内に永久に埋没させる方法であった．その埋没鍼法の翌日から患者にしびれが生じ，その後，病院でその鍼を除去した後も原告には感覚麻痺等の後遺症が残存した．そこで，患者は鍼灸師に対し後遺症による損害賠償を求めた．

解決までの経過

　埋没鍼法は，患者の体内に鍼を刺入埋没させ，体内に永久に残置せしめ刺激効果を持続させる目的をもってなされるものである．体内に侵入した鍼はたとえ曲がった鍼であっても筋肉の運動に従って移動，迷走し，諸器官を損傷する等不測の事態を招来する可能性があり，一般の鍼師においてもその危険性が共通認識となっている．これを治療方法として採用する者はごく少数であり，さらに，昭和51年6月には社団法人日本鍼灸師会会長から厚生省医務局長に埋没鍼法の禁止指導の要望がなされ，同時に会員には埋没鍼法による治療を避けるよう指導されている．一方，医学界においても少なくとも昭和55年1月にはその危険性を指摘，警告する論文が発表されていた．→ ガイドライン　埋没鍼の予防対策

　鍼師は，埋没鍼法は喘息，神経痛など内臓疾患に卓効があるとし，同鍼法の施行においては鍼を筋線維の流れに沿って刺入し，これを「く」の字形に曲げてその迷走迷入を防止する独自の技術を有しているとして，過去10万件を超える治療をなしたと自称していたが，実際には埋没鍼が筋肉の運動で体表に出てくることもあり，患者から痛みを訴えられることもある．前記昭和55年1月の医学界における論文において紹介された鍼の頸部脊柱管内への迷走迷入症例4例中2例は鍼師の埋没鍼法により発生したもので，かつ，うち1例について鍼師自身民事訴訟を提起され，1例に対しては昭和56年12月成立の裁判上の和解により480万円の和解金を支払うことが認められ，認定を覆すに足る証拠はない．

　上記認定事実により，埋没鍼法による治療方法は必ずしも確立されたものではなく，いま同法による治療一般が許容されないとすべきか否かはさて措くとしても，少なくとも身体の重要な器官の集中する部位に対する埋没鍼法は，鍼の迷走迷入を防止する確たる措置を伴うのでなければ許されないものというほかない．特に頸部には頸髄が存し，これを損傷すれば場合により患者の

生命にかかわる場合もあるので，鍼師は患者の頸部付近に安易に埋没鍼法による施術をなすべきではなく，万一これが必要な場合は被施術者の神経（殊に中枢神経）等に損傷を与えないよう万全の措置，方策をとるべき注意義務があるにもかかわらずこれを怠り，自己の技能と経験を過信して漫然と鍼を曲げるだけの措置によって患者の頸部にこれを刺入埋没させて本件傷害を与えたのであるから，鍼師には本件診療契約上の債務不履行が存し，本件傷害についての帰責事由が存在するといわねばならない．

> **鍼灸師からの事例解説**
> 　63歳の鍼灸師が若いときに自身の体に埋没鍼したことがある．鍼を100本以上体内に入れ，体外に自然に排出したのは，足底部の1本のみである．他の埋没鍼は，体内にとどまっている．常時，上肢の疼痛やしびれがあり，過労や睡眠不足など体調不良時に症状が増強．急性症状は2〜3週間で軽減した．自己責任として，若気の過ちとしている[14]．→ ガイドライン　埋没鍼
> 　埋没鍼の効果について，鍼師は持続的効果が期待できるとしているが，エビデンスはない．また，埋没鍼を折り曲げ，伏鍼が筋の収縮で移動しないとしているが断定できない．埋没鍼による神経損傷で疼痛や痺れ，さらに脊髄に達した例も存在する．埋没鍼は危険性が高く，安全の確証が十分できない．したがって，鍼治療として不適当であり，決して行ってはならない．

3 症状の増悪

事例9　頸肩のこりを訴える患者に鍼灸を行い症状の増悪した事例[2]

> 被告（被控訴人）：女性鍼灸師
> 結果：示談—20万円

事案概要

　患者は48歳男性会社員で，頸部の回転時の疼痛を訴えて来院．施術者は疲労蓄積による頸肩背部の強いこり・腫脹がひどいと判断し，1，2回の施術では不可能と判断し何回かに分けての施術を勧める．施術は，伏臥位にて鍼通電を10分間かけ，頸肩背部・腰部各要穴に半米粒大を施灸（無痕灸各3壮）．横向きにして，こりが残っている部分に取穴し散鍼をし，低周波施術をかける（両側）．使用鍼は30mm22号鍼．2回の施術で大分快方に向う．

　施術3日後の朝早く電話で，頸肩部が痛くて腕も肩まで上がらない，免許を持っているのか？2回施術したら治るはずだと怒鳴りだした．来院してもらい，他の者が施術したところ，頸部・肩関節の運動制限は良くなる．翌日，患者は鍼灸師による施術の2週間前に同症状で受診した医師を受診．

　本件の医師の診断書には，傷病名は頸腕症候群，初診から現在までの主要症状ならびに治療内

容について，鍼灸施術2週間前に頸部に強い疼痛，頸部の可動困難を認めた．投薬治療施行したが症状軽快せず，翌日神経ブロック注射を施行した．診断書には3回の鍼施術を受けたが，症状がさらに悪化したためと記載されていた．

解決までの経過

患者は，その後，他の施術院で13回の鍼施術を受け，症状も軽快したとのこと．医師が因果関係について正確な判断ができるとは限らないが，医師の見解は，証拠の一つとなることは否定できない．診断書に安易に因果関係を肯定するような記載は慎んで頂きたいものである．鍼施術が症状を増悪させたかどうかは医学的な見地から証明される必要があるが，また「そうでない」と反証することも容易ではない．

鍼灸師からの事例解説

藤原は，症状の増悪による過誤発生件数は61件と報告している（図Ⅷ-2）．

症状の増悪を訴えるケースには，①明らかに施術上の刺激（ドーゼ）オーバーの例，②治療者と患者の信頼関係が何らかの原因で大きく崩れ，その意趣返し，あるいは金銭目的で計画的にクレームをつける例，③被害者意識が強く神経質な患者で，通常であれば何でもない鍼のひびきに反応し，他の医療機関でも抗議を繰り返す例，などいくつかのケースが考えられる．

●病態把握と説明義務，カルテの完備

鍼灸師は問診や血圧・脈拍などのバイタルサイン，および理学的検査などを駆使して，カルテに詳細に記載し，患者にも病態を含め，施術後の鍼のひびきなどの説明を適切に行う．

●刺激（ドーゼ）オーバーに注意

病態を把握し，鍼灸の経験の有無で刺激量を決める．その際，全身状態や局所の炎症状態を考え，刺激は軽めに行う．刺激オーバーは，無用なトラブルを招くおそれがある．

●鍼灸師と患者との信頼関係

症状の増悪によるトラブルは，鍼灸師の力量も関係するが，それ以上に鍼灸師と患者との信頼関係が壊れたときに発生する．信頼関係が壊れる原因の一つには，鍼灸師の病態や予後の説明不足などがあげられる．まず何より優先されるものは，患者との信頼関係の構築と維持である．

●何らかの異常等を感じたとして，計画的に金品を詐取しようとする例

不況の時代，悪智恵を駆使する者も存在する．問診，バイタルサイン，理学的検査，カルテ記載，病態把握，患者への説明，そして正しい手順を踏んだ鍼灸治療を実施し，クレームがあっても，対処できるようにすることが重要である．まず，相手にクレームの材料を提供しないよう努めなければならない．

4 感染

事例10 頸部化膿性筋炎[2]

> 被告（被控訴人）：鍼灸師
> 結果：調停—240万円の支払い

事案概要

患者は52歳，主婦．前日に発症し，病院へ行くも状態に変化がなく床に就いたままの状態で起き上がることができず，夫が施術依頼に来る．往療時の状態は，頸部全体の激痛と熱感あり，肩背部から両上肢にかけての放散痛あり．左右視不可．施術者（被告）は，痛みが激しく十分な体表観察ができないが，頸肩腕症候群と判断した．30mm16号鍼を使用．手指ならびに患部をイソプロパノールで消毒し，頸肩部に鍼施術を実施した．同様の施術を4回実施．途中少し楽になるも，施術後，痛みが再発し医院へ行った．医師の診断は，「頸部化膿性筋炎」であった．弁護士からの調停申立書には，患者は鍼施術を受けた翌日から，38度を超える発熱が出現，患者は急遽入院した．このとき頸部筋の腫脹，圧痛があり，身動きできない状態となった．施術2年経過後入院56日・通院117日に及んでおり，後遺症は頸部痛，頸部可動域制限であり，就労できなかった期間は326日に及んだ．

解決までの経過

鍼施術と頸部化膿性筋炎との因果関係が問題となる．施術と症状までの時間や他に原因が考えられない以上，鍼から感染して化膿したものと推認される．本件は，途中具体的な要求もない状況で，調停が申立てられたもので，240万円の支払いにより調停成立となった．

鍼灸師からの事例解説

●局所および全身の観察とカルテ記載

神津[21]は，患者のバックグランドに関する情報が少ない状況での思わぬ事故や，不本意なトラブルに巻き込まれる可能性を指摘し，安全な医療行為を行うためにも詳細な問診の重要性を指摘している．現実問題として刺鍼により感染し化膿したと嫌疑をかけられた場合，真実を解明すること，刺鍼によるものでないとの反証は困難である．今回，施術者は「発生の原因は不明」と記載している．今後は，トラブルの際の証拠としてカルテが重要となる．問診，局所炎症症状および発熱など全身の観察を行い，確認された所見はすべてカルテに記載する．

●局所の炎症症状と発熱

局所の痛み以外に，熱感，発赤熱感，腫脹，発赤など炎症症状の有無や発熱などの注意が必要である．発熱からは刺鍼以前に感染症に罹患していると考えられる．鍼灸

治療の前に，患者への病態説明と鍼灸治療の方針および予後について説明することが必要である．その上で，局所への刺激過剰にならないよう最大限の注意が必要である．

●易感染性宿主と鍼灸治療

鍼灸治療の対象者は，子どもから高齢者まで年齢層は広い．その中には日和見感染症を起こしやすい易感染症宿主である高齢者，悪性腫瘍や糖尿病などの既往の方，免疫抑制剤や抗がん剤服用など免疫不全状態にある方，抗生物質の長期服用の方，腎不全などの臓器不全の方，侵襲の大きい手術後の方も時に含まれる．問診上の注意を要する．また，鍼灸の患者は，肩関節や膝関節などの関節症状を訴えることが多く，関節内への刺鍼も多い[31]．関節内への刺鍼例では，肩関節刺鍼に起因するメチシリン耐性黄色ブドウ球菌（MRSA）による化膿性肩関節炎の報告がある[23]．患者の安全性を考慮し，感染予防の観点から，無菌状態の関節内への鍼の刺入は避ける．特に熱感や腫脹や発赤がある場合は，関節内への刺鍼は行わないことが重要である．また，刺鍼による感染症とされる事例では，耳鍼，皮内鍼，円皮鍼などの報告が多い．耳鍼や皮内鍼などの貼付は，感染に対する注意と防止策をより一層怠らないようにすべきである．

●手洗い・手指消毒・施術野の消毒→ガイドライン

山下[3]や楳田[24]の行った文献調査によると，鍼灸臨床において，刺鍼後のB型肝炎ウイルス，A群レンサ球菌，黄色ブドウ球菌などの感染報告がある．これらのすべてが刺鍼によるものか断定はできないが，その反証も不可能である．鍼灸臨床にも現代医療の中で行われている感染症防止のための操作が適用されているが，手袋，指サックなども正しい装着，操作の手順が守られていなければ何も意味がないと米山[25]は指摘している．渡邊[26]も同様の意見である．感染の予防には，正しい手洗い，手指消毒，施術野の消毒，器具の滅菌・管理，ベッド周辺環境の衛生管理などの徹底が重要である．

●鍼灸治療前の所見と専門医への受診の勧めと説明

患者の初診時の所見が乏しいが，肩背部から両上肢にかけての放散痛に加え，往療時頸部全体の激痛と熱感の存在が認められ，急性炎症状態にあり，感染症の可能性も疑える．この段階で，患者に感染症を含めた疾患の可能性を説明し，専門医への受診を勧めるなどを行うことは，施術後のトラブル防止となると考える．

事例11 刺鍼によるウイルス性肝炎への感染[2]

事件名：非A非B急性肝炎事例
被告（被控訴人）：鍼灸師
結果：和解—100万円

事案概要

78歳男性，無職で，腰痛・肩こりを訴えて来院．患者（原告）は7カ月前に呼吸が苦しいと病

院に受診し，肺線維症の診断を受けときどき入院．来院時も，外泊中，孫の世話をしていて痛みが発生したとのこと．施術者（被告）は老化性による腰痛・肩こりで，血行不良によるものと，肩と腰部に灸，足底・腰部のカーボン照射を施術する．患者は，本年14回目の施術で，前回同様40〜50分の施術後，元気に帰宅した．施術3日後頃より食欲なく，気分が悪い状態が続き，嘔吐・震えも始まり，1週間後病院へ行く．ウイルス性肝炎と診断され，病状が重いため大病院へ転院．診断書には，虚血性心筋症，肺線維症，急性肝炎，および非A非B型急性肝炎(現C型肝炎，以下同じ)の疑いと記載された．

解決までの経過

本例でも，鍼灸と感染症との因果関係が問題となるが，感染ルートは特定されていないように思われる．他方，肝炎の感染ルートを特定することも容易なことではない．患者は弁護士に依頼し，後遺症慰謝料を含め，605万円余の請求をしたが，100万円で和解が成立．

鍼灸師からの事例解説

本例も因果関係はまったく不明である．状況からして刺鍼による感染症と嫌疑をかけられているが，反証は不可能である．ただ，現時点でのウイルス学的見地から考えると，非A非B肝炎感染は当時，ウイルス同定が不可能であったため「非A非B肝炎の疑い」とかなり蓋然的な推定診断でしかなかった．これは鍼治療が不潔という前提条件での嫌疑が，患者のウイルス性肝炎の推定診断へと進展したと考えられる．不当な嫌疑をかけられないよう鍼灸師として，問診の段階で肝炎の既往や輸血の有無，大きい外傷等を聞くこと．また，鍼灸治療にあたっては，感染症にかかわる可能性を常に想定し，自らを感染の危険から守るためにも鍼灸師として清潔・消毒を怠らないよう注意を要する[27〜29]．その意味で医療者として，B型肝炎のワクチン接種も考慮すべきかもしれない．→ ガイドライン　ワクチン接種による肝炎などの予防

5 出血

事例12　大腿部刺鍼後の皮下出血[2]

被告（被控訴人）：鍼師A
結果：示談―50万円

事案概要

患者は54歳男性，建設関係作業員．腰と大腿部が重く・だるいと訴えて来院．初診であった．施術は，腰部・大腿部に置鍼し鍼通電した．その後，大腿部局所に中国鍼（長さ50mmの32号鍼）を速刺速抜施鍼する．直後，出血するもあまり多くなく，帰宅．帰宅後，左大腿部付近の皮下出血を認め，徐々に範囲拡大するため近医を受診し入院となる．皮下出血は左臀部より膝上部まで

拡大した後，消退傾向をきたし43日後退院となる．ただし，患者は僧帽弁閉鎖不全の手術後にて，抗凝固剤服用中．診断書には，左大腿鍼穿刺後の皮下出血と記載され，受傷の原因は鍼穿刺による血管損傷の可能性が考えられる．

解決までの経過

患者が日雇いの状態で，生活費がない・生きていけないと言い，一歩間違うと長期化の可能性があったが，患者が要求してきた日当12000円を，確定申告等の正規の裏づけのないものは支払いできないと断ったことで早く処理でき，50万円で示談成立．

鍼灸師からの事例解説

藤原の調査[42]では，出血に関する過誤例は18件が報告されている（図VIII-2）．発生部位は，眼部10件・合谷2件・大腿部2件・上肢2件・腹部1件・頸部1件であった．これらは，出血がトラブルの原因となったもので，出血をみたケースは実際にはもっと多いと考えられる．ただ，刺鍼による出血のほとんどは，軽度の場合が多く，一時的に視覚的には強い印象を与えるものの，1週間～10日程度で最終的には自然に吸収され，特に問題にはならない．同じ刺鍼による出血でも，どういうケースがトラブルになっているかをみると，鍼灸師と患者との信頼関係の喪失，接客業など職業上の支障，既往歴や服用薬等の問診不足，鍼灸師の出血に対する刺鍼前および出血時の説明不足があげられている．本例は，僧帽弁閉鎖不全の手術既往があり，抗凝固剤服用中の患者で，血管を損傷すれば，出血が止まりにくい状態であることを見逃し，大腿部へ刺鍼したことによる血管損傷の可能性が考えられる．

粕谷[30]は，血友病Aの鍼治療にて腸腰筋血腫を起こした1症例を報告している．出血傾向の患者への刺鍼には細心の注意が必要である．

近年，脳梗塞，心筋梗塞などの予防治療で抗血小板凝集抑制剤，抗凝固剤等が日常的に投与されている．特にアスピリン，ワーファリン，チクロビシン，シロスタゾール等の服用では出血傾向が認められている．患者の服用内容，検査値のデータ（トロンボテスト，INR）等の情報は可能な限り収集することが，刺鍼での出血トラブルを防止する上で必要と考えられる[14]．また，透析患者には抗凝固剤が使用されているので，出血傾向にあることを念頭に入れておくべきである．

顔面や頸部，および夏場の上肢への刺鍼は，出血した場合，視覚的なダメージが大きいので，露出部の刺鍼，特に接客業の患者の場合は注意が必要である．さらに三叉神経痛や顔面神経麻痺，最近は美容鍼灸での顔面部への刺鍼が多くなり，出血の可能性も大きくなっている．

したがって，施術前に患者へ出血の可能性を説明し納得してもらうことと，万一出血した場合，患者へ速やかに報告し，適切な対処法を説明する．

6 神経障害

事例13　中国鍼刺鍼後に発生した橈骨神経炎事例[2]

> 被告（被控訴人）：鍼灸師
> 結果：示談──過誤発生後5年経過，休業補償・後遺障害・慰謝料等を含めて，750万円弱．

事案概要

　患者は53歳女性．医療関係者で，肩こり・右手の痺れを訴えていた．患者は，施術者（被告）の往療先の娘で，往療患者を施術時に「私も肩こり，特に右手が痺れる，治療して欲しい」と言われ，施術したもの．施術は，中国鍼長さ40mmの29号鍼を使用し，頸部・両手に施鍼・右手合谷に置鍼を施す．施術当日夜から右手施鍼部に痛みと腫脹が発生し，徐々に症状が悪くなり，病院へ行く．受傷の原因は中国鍼を頸・両手に施行してからの痛みと右手の腫れであり，脊椎症性神経根症，右橈骨外傷性神経炎と診断された．右手部疼痛および腫脹＋，リハビリ施行し，1年後，右上肢の疼痛，痺れ存続，運動時痛＋，筋力低下，筋萎縮を認める．前記症状による精神的不安感あり．自律神経テスト，頸部神経伸展圧迫テスト＋，腕神経叢圧痛軽度存在する．

解決までの経過

　患者側との話合いも，過誤後，半年後・1年後・2年後と，示談成立間際まで再三行ったが，最後の判断・決断ができない様子．身体状況は診断書の通りで，精神・神経症的背景も大きいと考えられる．結果として，過誤発生後5年経過して，休業補償・後遺障害・慰謝料等を含めて，750万円弱で示談成立した．

鍼灸師からの事例解説

　　藤原は，神経障害の過誤例は25件が発生したと報告している（図Ⅷ－2）．うち疼痛例は23件，麻痺例が2件であった．また，江川ら[31]は鍼による神経障害は23文献36例が報告され，うち31例は体内に残存した伏鍼によるものとし，刺鍼による神経障害は5例報告されている．その原因は過剰な刺激によるものと推測される．
　　本件は，往療時に患者に家族の鍼灸治療を依頼されて治療した事例である．本件のような状況にあっては，簡単な問診ですませることが多いが，過誤を防止するには，十分な問診をし，カルテに記載しておく必要がある．そして，病態をしっかり把握し，治療方針を決め，刺激量を決定する．合谷穴の周辺には橈骨神経が存在する[32]．今回，患者は合谷への中国鍼は初めてであり，橈骨神経への刺激過剰であったと考えられる．神経障害の防止には，問診をしっかりし，刺鍼部位の表皮下の構造をイメージし，過剰刺激にならないよう心がける．

7 麻痺

事例14 前頸部・肩背部刺鍼後に顔面神経麻痺を発症した事例[2]

> 被告（被控訴人）：鍼灸師
> 結果：示談—休業補償・慰謝料等の130万円余．

事案概要

　患者は62歳女性会社員で，肩こり・胃の具合が悪いと訴えて来院．施術者は頸部から肩背部の強度のこりを認め，胃の働きも鈍いと判断した．施術は，頸肩背部に低周波ホットパック施術を10〜15分実施し，次に前頸部・肩背部にかけて，40mm18号ステンレス鍼を使用して，単刺による散鍼，腹部に温灸を施す．施術30分後，予約の眼科へ行った所，右眼瞼が麻痺の状態だった．帰宅後，右顔面の異常が増幅したので，病院へ行く．病院では右顔面の浮腫・閉眼不能・口角下垂の症状があり，右顔面神経麻痺と診断され，低周波療法，ビタミン剤の内服，注射を行った．なお，診断書には受傷の原因として，鍼治療をしたためと本人は言っているとの記載がなされた．

解決までの経過

　患者が治癒するまで10カ月を要した．4カ月の休業期間で話がまとまり，休業補償・慰謝料等の130万円余で示談成立した．

> **鍼灸師からの事例解説**
>
> 　本事例では顔面神経麻痺が鍼灸治療直後に発生している．経時的に考えれば，顔面神経麻痺の原因は鍼灸治療にあると考えられる．しかし，カルテには刺鍼部位が前頸部・肩背部と漠然と書かれ，詳細な刺鍼部位や刺鍼深度は記載がなく，断定はできないが，顔面神経を直接刺鍼した事実はなく，よって刺鍼による顔面神経麻痺とは考えにくい．仮に翳風穴に刺鍼したとしても，ステンレス鍼40mm18号で単刺による散鍼を行ったのであれば，本例は顔面神経を傷つけている可能性は極めて低く，刺鍼による顔面神経麻痺の可能性は低い．ただ，患者は体力が落ち，免疫力の低下している状態で，肩こり・胃の調子の悪いことを訴えており，冬の寒い日で，室内外の温度差があり，顔面神経麻痺を起こしたのではないかと推測される．いずれにしても，過誤を未然に防ぐためには鍼灸治療前の患者の状態に注意することが必要である．また，顔面神経の走行等の局所解剖をイメージし，刺鍼に際しては，過剰刺激にならないよう注意する．

8 熱傷

事例15　三陰交のミニ灸による熱傷事例[2]

被告（被控訴人）：鍼師
結果：示談—170万円．

事案概要

患者は37歳女性，モデル．接客業に従事．頸肩こり・手足の冷えを訴えて来院．施術者（被告）は冷えに対して，ミニ（強）灸を，両三陰交に施灸した．施術後には発赤を予想される徴候は出ておらず，翌日，電話にて発赤・水疱が見られると言われる．8日後に病院へ行く．病院で右足第Ⅰ度熱傷・左足第Ⅱ度熱傷兼二次感染と診断された．初診から現在までの主症状ならびに予後は，右足には色素沈着が残ると思われ，左足には二次感染を伴っているため，損傷部は深く治癒まで2～3カ月かかる可能性があり，色素沈着および瘢痕が残ると思われる．受傷の原因は，記載ナシであった．

解決までの経過

治療期間が90日に及び，その間の別の病気による入院も休業期間とする主張があった．患者は外国人で，モデル業と飲食店で接客業に従事しており，傷が見える間は仕事に出られないとし，2カ所の休業補償のため，170万円という高額な示談で決着した．

賠償感覚の違い・職業意識（モデルだ・接客業だとの主張）が強く，実際に，モデル・飲食店接客業の場合，外貌に傷つくことで休業状態になることが多い．しかし休業損害証明書等の書類の多さに反して，モデルとしての就労の実態は不明で，不可解な事案であった．

鍼灸師からの事例解説

藤原は，やけど（熱傷）による過誤についてはデータより51件の発生を報告している（図Ⅷ-3）．原因は，灸頭鍼23件・灸19件・棒灸のキャップ外れ9件となっている．特に顔面や頸部，および四肢など露出する部位への施灸は，注意が必要である．

過去，お灸は有痕灸が一般的で，跡が残るものと考えられていた．昨今は，跡が残らないお灸が主流になりつつあり，お灸の跡が残るのは，リスクと考えられている．

灸を嫌がる患者に「熱くない」「痕は残らない」と言い，施灸して熱傷を起こしトラブルになるケースもある．まず，患者とのコミュニケーションを良好にし，お灸と言っても，有痕灸かあるいはカマヤ灸の類をイメージするか，灸師と患者では捉え方が違うことがあり，まず，灸治療でのお灸の実際を説明し，患者自らの意志を確認後，患者のお灸に対する皮膚の感受性を考慮に入れて，施灸を実施する．

万一，施灸後熱傷した場合，施術者は，水道水のような流水で30分～1時間位冷や

してから，清潔な布でやけどの部分を覆い，病院の受診を勧める．素人判断で油や軟膏などを塗ることは，業務（法217号）違反のみならず，病院で処置がしにくくなり細菌感染の誘因ともなる．また，水疱は破らないよう注意が必要である．

事例16　灸頭鍼の輻射熱による熱傷事例[2]

> 被告（被控訴人）：鍼師
> 結果：示談—58万円余．

事案概要

患者は64歳女性管理職で，右肩の疼痛を訴えて来院．施術者は五十肩と判断した．施術は，鍼・通電・灸頭鍼を右肩部に行う．灸頭鍼の灸が皮膚に近すぎたために，2カ所熱傷（6cm×11cm・4cm×7cm）を負わす．施術者は軟膏を塗り，様子を見るよう指示．状態が思わしくなく，2週間後，病院へ行く．病院では右肩に白苔を伴う，びらんを認める．同部に対して，抗生軟膏等を塗布する．診断書には，右肩熱傷と記され，受傷の原因は灸によると記載されていた．

解決までの経過

灸頭鍼の輻射熱での熱傷の訴えに対しては反論のしようがない．患者は，法曹界関係者で，最初から専門家を何人も相手にしているようなもので，休業認定の件・後遺症の件・軟膏を塗った件など，交渉においてはこちらの手の内は見透されたようであった．58万円余で示談成立．

鍼灸師からの事例解説

灸頭鍼での熱傷の場合，ほとんどが患者の体動や艾炷の固定が甘いなどによる，落下が原因である．本件の原因は不明だが，原因となる要素は種々存在する．体表と艾炷の間が近すぎたり，艾炷が大きすぎ，硬い，患者の皮膚の感受性や我慢強さなどが重なり，輻射熱で熱傷することもある．灸頭鍼の実技実習中，体表と艾炷が近すぎた上に，灸頭鍼の体表部の発赤が著しいにもかかわらず，患者役の学生の我慢強さから発した「大丈夫」を鵜呑みにした結果，熱傷を起こしたケースがある[14]．灸頭鍼での輻射熱での熱傷の防止には，艾炷の適度の硬さと大きさ，体表と艾炷との適度の距離，および患者の言葉だけでなく，体表の発赤や発汗，患者の熱感に注意を払い常時看視することが必要である．→ ガイドライン

事例17　施灸で熱傷Ⅱ度を起こした事例[2]

被告（被控訴人）：鍼師
結果：示談─50万円余.

事案概要

　患者は43歳男性公務員で，肩こり・頸部から胸部の張りによる息苦しさを訴えて来院．施術者は筋のこりおよび頸椎の変形によるものと判断した．鍼および通電施術を終わった後，灸施術を行った際，温灸台の上から皮膚の上に艾が落下し，熱傷を負わせた．その際，適切な処置を行ったが，後日，熱傷の状態が思わしくなく通院中との連絡があった．11日後病院へ行く．病院では，背部に深い熱傷，処置により40日後，上皮化がみられた．傷病名は熱傷Ⅱ度（背部）と診断され，受傷の原因はやいとと記載されていた．

解決までの経過

　他院でも治療を受け，Ⅲ度の熱傷との診断が出る．熱傷が神経組織に達しており半年から1年後に，その瘢痕に対する治療が必要となると言い，①瘢痕の治療について，②将来神経損傷や皮膚がんになったときの保障を明確にして欲しいと要望．仮定の事項に対して保障はできないので，様子を見ようとのことで時間をかけたが，患者も譲らないため，弁護士に依頼し示談成立する．示談額50万円余．Ⅱ度，Ⅲ度のやけど発生まで，気づかない施術者の姿勢が一番の問題ではある．

鍼灸師からの事例解説

　山下[3]の行った文献調査によると，1999年以前に灸による熱傷が誘因となって起きた可能性が確実または高い皮膚の悪性腫瘍として，基底細胞癌，有棘細胞癌，疣贅性癌など10例が報告されている．いずれも「灸の瘢痕部が治りにくく常に糜爛が存在していた」，「施灸の正確な回数は不明だが，相当数すえた」，「糜爛，浸潤したが放置した」など，第Ⅲ度の熱傷に至るような強刺激の直接灸で，頻回な反復施灸を行った結果，灸痕が癌化したケースと考えられる．山下は文献を読む限り，通常の米粒大や半米粒大での直接灸との明記はなく，艾炷が大きく，相当の反復施灸で発生したと推測している．

　一方，施灸によって悪性腫瘍が退縮したり，増殖を抑制し生存率を高めたという報告もある[2]．灸痕が癌化したと思われる例は少数で，詳細は不明であるが，現在，灸痕からの癌化を防止するためには，糜爛や浸潤を起こさないよう，打膿灸は極力避けて，有痕灸であっても可能な限り痕が残らない施灸を試みることも必要と考える．また過去の事例では，熱傷発生から医師に受診するまでの期間が長いことが重症化の大きな要因となっている．万一，熱傷が発生した場合，早期に医師を受診することを勧める．

事例18　カーボン灸での過誤で熱傷Ⅲ度を起こした事例[2]

被告（被控訴人）：鍼師
結果：示談—180万円余．

事案概要

患者は80歳女性外務社員で，左右両膝上部より足根骨にかけて疼痛・運動制限を訴えて来院．施術者は鍼施術の後，カーボン灸を使用して施術しようとしたところ，キャップが外れたもの．施術後数日間は何事もなかったが，右膝関節内側下部に発赤・水疱が現れた．患者と薬局へ同行し，軟膏を買い塗布．自宅でも塗るよう指示．状態が良くならないので，1カ月後，患者に同伴して病院へ行く．初診以降，外来で治療を受けるが，熱傷が深いため，さらに約4週間程度の通院を要するとされた．受傷の原因の記載はないが，初診後1カ月の診断書には，左下肢熱傷Ⅲ度と記載されている．

解決までの経過

施術者は，薬を買って塗っているうちに，かさぶたができてきたのでこれで収束するものと考えていたようであるが，患者は深層熱傷を発生していた．1カ月が経過して病院へ行くも，なかなか良くならず，最悪時は丹毒の危険性まで出て来たものである．結果として，治療期間が1年以上要した．80歳の現役の生命保険外務員で，収入も多く，したたかさを十分持った患者で，大変労力が要った事案であった．1年7カ月後示談成立．示談金180万円余．

鍼灸師からの事例解説

本例は，カーボン灸で熱傷Ⅲ度を起こした過誤例である．失敗は許されないが，過誤は誰にでも起こり得る．今回不幸にして，熱傷を起こしてしまったが，問題は鍼灸師が，自ら患者に薬を買って塗っていることである．これは心情的には理解できる．しかし，「あん摩マッサージ指圧師，はり師，きゅう師等に関する法律」第5条違反および医師法違反の典型である．法的に鍼灸師に認められていることは，熱傷した場合，流水で対応し，しかる後に皮膚科等に転院させることである．

9 骨折

事例19　マッサージによる大腿骨骨折事例[2]

被告（被控訴人）：マッサージ師
結果：示談—140万円余．

事案概要

患者は65歳，無職女性．パーキンソン症，多発性脳梗塞のため，寝たきりで，骨がだいぶ弱くなっている状態のため往療マッサージ．施術は，ベッドの横に足を出し，座位になり腰を折り曲げ，前屈状態で，背中のマッサージを行う．そのとき，前に屈みすぎ，膝関節と股関節が拘縮し，大腿骨に負荷がかかり骨折した．直ちに病院へ行く．病院での精査の結果，マッサージ中の股関節の強制による右大腿骨骨折と診断された．治療は保存的に加療した．安静，投薬，ファンクショナルブレース装着下のリハビリなど．76日入院・外来通院した．

解決までの経過

本件過誤の直接的損害は賠償対象となり，原状回復（過誤発生前の状態）が原則で，その他の要因で発生しているものは対象とならないことを伝え，協議を重ね，140万円余で示談成立した．

> **鍼灸師からの事例解説**
>
> 藤原は，手技における医療過誤では，235件を報告している（図Ⅷ-4）．そのうち，50％強が背部で発生しており，疾患としては骨折（肋間神経痛・打撲を含む）が138件の60％弱を占めている．また，平成以降，大腿骨骨折が発生している．最近，寝たきり患者に対する往療マッサージ時の大腿骨等の骨折が13件と頻発している．往診時の寝具の状態によって，患者への無理な姿勢の強要が骨折の一因と考える．患者の状態や寝具等を考慮し，無理のない姿勢での施術が必要と考える．

事例20　マッサージによる胸椎圧迫骨折事例[2]

被告（被控訴人）：マッサージ師
結果：示談―174万円余．

事案概要

患者は77歳女性，自営．既往に骨粗鬆症，糖尿病，高血圧あり．旅行中，ホテルでマッサージ施術を受けた．患者は強いマッサージを要望した．施術者は年齢を考慮し，両親指で腰背部を指圧中，腰痛が発生した．痛みが増幅し，翌日，旅行地の病院へ行く．病院では，受傷の原因はマッサージを受けていての背部痛出現とした．診断書の傷病名は第12胸椎圧迫骨折．治療は即入院，安静加療．翌日転院した．転院先でも第12胸椎圧迫骨折，骨粗鬆症と診断された．治療はベッド上安静，骨粗鬆症に対し保存的治療を行い，症状軽減し，外来通院とする．1カ月入院，6カ月通院．

解決までの経過

患者は，店（盛業）を夫婦で営業．本件事故による閉店期間やパートの雇用，また，治療期間

についても，骨粗鬆症部分は対象とするか否か等，いろいろな協議が重ねられ，174万円余で示談成立．

> **鍼灸師からの事例解説**
>
> 　マッサージを行う前に，患者（客）の既往症を聞く必要がある．本例のように骨粗鬆症，糖尿病，高血圧などがあれば，それなりのリスクが伴う．骨粗鬆症があれば，骨はもろくなり，ある程度の圧迫で容易に骨折することもあり，過剰圧迫では骨折の可能性はさらに高まる．患者の状態を鑑み，強刺激を要望しても，リスクのあることを考慮して，最終的な刺激量は施術者が決定し，要望に添えないと自信をもってきっぱり言うことが必要である．
>
> 　また，骨折には，マッサージの強圧迫のほか，種々の原因があげられる．患者が施術を受ける際の，ベッドの硬さや蒲団への接着方法，圧迫時の患者の姿勢や呼気・吸気も含めて，患者に対して，施術を受ける場合の基本的な姿勢を指導をする必要もある．

10 捻挫・挫傷

事例21　肘での圧迫刺激で上腹背部挫傷した事例[2]

> 被告（被控訴人）：マッサージ師
> 結果：示談―160万円．

事案概要

　患者は45歳男性，自営業．肩こり・腰のだるさを訴えて来院．施術者は肩上部・肩背部・腰部の筋緊張を認めた．施術は，患者を伏臥位にして，腰部を施術者の肘先部にて圧迫刺激を加えたとき，内部で「ピシッ」という音がした．腰痛が悪化する．施術者は非を認め，腰痛が鎮静するまで無料で施術すると約束．しかし，患者が休業補償のことまで持ち出して来たので，施術者は拒否した．賠償制度を利用するには，医師の診断書が必要になるとわかり，医師へ行く．施術後から，しばらく痛みのため動けなかったとのことであった．初診時外見上，背部（皮膚）に異常を認めなかったが，強い痛みが持続しているとのこと．傷病名は上腹背部挫傷（当初は皮下出血もあったとのこと）．背部の理学療法・牽引・ローリング．痛みのひどいときは，注射等の施行で徐々に回復した．当院初診の頃まで，日常動作は，這って行っていたとのことである．受傷の原因は施術所で背中を肘部で圧迫されすぎ，激痛とれずと記載されていた．

解決までの経過

　本件は，賠償制度を利用した「作為」を感じたが，過誤は事実であり，患者から確定申告の写しを提出してもらい，治療期間を120日として，協議を重ね160万円で示談成立した．

> **鍼灸師からの事例解説**
> 　藤原は，手技による捻挫・挫傷過誤例は28例発生したと報告している（図Ⅷ-4）．内訳は捻挫12例・挫傷16例である．発生部位は，胸部・背部11件，頸肩部8件，上肢4件，腰部4件，下肢1件となっている．発生状況は「骨折」とほとんど同じである．
> 　過誤を防止するには，骨折同様に，問診時，患者の正確な状態把握が肝要で，所見・施術方針を決定する上で，患者に与える刺激等も患者に十分に説明し，患者の承諾を得た上で，患者にあった刺激で施術をすることが重要である．また，本例のように，肘を使っての強圧迫による重篤な過誤も発生している．「強くしろ」との要求に対して，患者の意志を尊重することも大切であるが，最終的な責任は施術者側にあり，主導権は治療者側にあることを自覚することが重要と考える．

11 マッサージによる皮膚炎

事例22　マッサージ後の背部表皮剝離事例[2]

> 被告（被控訴人）：マッサージ師
> 結果：示談―6万円弱．

事案概要

　患者は46歳主婦で，肩こりを訴えて来院．施術者は左右肩部・頸部・背部に時間をかけてマッサージを実施．施術後，背部に水疱ができていた．帰宅後，肩背部に腫脹が発生．翌日，病院へ行く．左肩甲間部示指頭大の表皮剝離創あり．創傷処置を受ける．創傷は乾燥傾向，左僧帽筋に腫脹．受傷の原因はマッサージを受けたさい受傷したもので，背部表皮剝離，左肩背部腫脹と診断された．

解決までの経過

　マッサージを受けたあとで，背部表皮剝離の原因は，マッサージによることは疑いようのない事実である．6万円弱で示談成立．

> **鍼灸師からの事例解説**
> 　藤原は，手技による皮膚炎は，5件発生していると報告している（表Ⅷ-4）．施術内訳は，全身マッサージ2件・足裏マッサージ1件・垢すり2件となっている．本例は，皮膚の過敏な患者であるかどうかは不明であるが，施術前に既往やマッサージの経験，および感受性などを聞き，患者に合った刺激を心がけておれば防げた可能性はある．決して，患者の要求通りにする必要はなく，主導権は治療者側にあることを自覚することが重要である．

12 その他

事例23　心筋梗塞患者の受診機会の喪失事例

事案概要

　患者59歳男性，会社経営．主訴は肩こり，背痛，胸痛．2008年1月に，多忙で正月も徹夜で仕事し，その関係か，症状出現のため往療を依頼された．患者は医者嫌いで，15年来，症状があると鍼灸マッサージを受療．当初，施術者は「肋間神経痛」として鍼灸マッサージを行った．治療後，こりや胸痛は半減した．2日後，胸痛が以前よりさらに強く出現，さらに左上腕内側痛・しびれ出現．再度，往療治療を頼まれ，自宅へ．施術者は「肋間神経痛」と判断し，治療を行う．胸痛が強いので，家人から「病院へ行くべきでないか」との質問に対して，「肋間神経痛なので，その必要はない」と答え，鍼灸マッサージを1時間行う．治療後は少し症状軽減した．しかし，翌午前2時頃，胸痛が強く，呼吸困難が出現し，医者に受診．緊急を要するとのことで，救急車を要請．循環器専門病院受診．精査の結果，心筋の9割壊死．後遺障害3級と考えられる．

解決までの経過

　患者の尋常でない症状で，家族は病院での受診を尋ねたが，施術者は，肋間神経痛として，受診の必要なしと答えた．これによって，家族は受診の時期が遅延し，病状を悪化させたとし，7千万円の損害賠償請求を起こした．受診しないでよいと言ったことに対しては，施術者は事実関係を認めており，それについて争うことはしない．後は減額措置について協議している段階である．

鍼灸師からの事例解説

　過去に報告されている鍼灸での過誤には，治療によって生じたもの，施術者の注意不足や無知のために生じたものなどあるが，治療以前に，病態把握の間違いや対応遅延によるものもある．本件は，心筋梗塞の胸痛を肋間神経痛と誤って推測し，家人が病院受診の必要性を問うたのに対して，肋間神経痛として，必要なしと答えたところに原因があり，そのため急性心筋梗塞に対する処置が遅れ，障害を残した事例である．鍼灸を行う場合，一番重要なことは，患者にとってベストの治療が何かを考えることで，緊急を要するものであれば，速やかに病院受診を勧める．あるいは救急車を呼ぶなり，自ら連れて行くなりすることが重要である．

　Ernst[33]は鍼灸師の診断能力について，初期段階で治療すれば治るのに，診断が遅れたり誤ったりしたために致命的な結果になる疾患があることは疑いようのない事実としている．判断に迷ったときは，患者あるいは家族から問われる前に，積極的に病院受診を勧めることも重要である．また，本事例の場合，家族からの問い合わせの段階で，消極的であれ，一度は病院受診に言及すれば，大きな問題にはならなかったと考

える．病院受診に対して，抵抗のある鍼灸師も多い．しかし，疑わしいときほど病院受診を勧めることが，逆に患者を守り，自らも守ることにつながると考える．それ故に鍼灸師にとって，治療以前に患者の病態把握が重要といえる．

(光岡幸生，藤原義文，尾﨑朋文，吉備　登，米山　榮，吉田　篤，北村清一郎)

参考文献

1) 鍋山　健：鍼施術上の過失により血気胸が発生したとされた事例．判例タイムズ，338：284-288, 1976.

2) 藤原義文：鍼灸マッサージに於ける医療過誤―現場からの報告―．山王商事, 2004, pp22-28, 29-31, 31-32, 33-34, 47-52, 52-54, 77-78, 78-79, 91, 97, 104, 107-108, 115-117, 117-118, 118-119, 119-120, 157-158, 158-159, 187-188, 192-193.

3) 山下　仁：全日本鍼灸学会研究部安全性委員会．臨床で知っておきたい鍼灸安全の知識．医道の日本社, 2009, pp22-23, 24-25, 26-29, 42-43.

4) 尾﨑朋文・他：腰部刺鍼中に気胸を起こした例．鍼灸Osaka, 6-(3)：20-24, 1990.

5) 山田伸之・他：鍼灸の安全性に関する和文献（3）―鍼治療による気胸に関する文献―．全日本鍼灸学会雑誌, 50(4)：115-122, 2000.

6) 尾﨑朋文・他：刺鍼の安全性についての局所解剖学的検討（3）．医道の日本, 53(10)：25-36, 1994.

7) 尾﨑朋文・他：膏肓穴刺鍼の安全深度の検討―遺体解剖，および生体での臨床所見とCT画像における検討―．全日本鍼灸学会雑誌, 52(4)：413-420, 2002.

8) 形井秀一・他：鍼灸による施術事故をおこさないために（上）．医道の日本, 704：119-133, 2002.

9) Iwadate K, Ito H, Katsumura S et al.：An autopsy case of bilateral pneumothorax after acupuncture. *Legal Medicine*, 5(3):170-174, 2003.

10) 岩楯公晴・他：鍼治療後に生じた両側性緊急性気胸の1剖検例．全日本鍼灸学会雑誌, 54(2)：137-141, 2004.

11) 山下　仁・他：鍼治療と両側性気胸．全日本鍼灸学会雑誌, 54(2)：142-148, 2004.

12) 王財源・他邦訳：厳振国・他：背腰部の経穴における刺鍼安全深度の研究．東洋医学とペインクリニック, 28(4)：143-146, 1998.

13) 山田鑑照：肺生検気胸発生文献からみる鍼治療気胸発生率の検討．医道の日本, 731：157-159, 2004.

14) 尾﨑朋文・他；尾崎昭弘・他編：鍼灸医療安全ガイドライン．医歯薬出版, 2007, pp109-114, 114-116, 123, 123-124.

15) 赤塚信雄・他：鍼灸師が肩の痛み等の治療のため項部に刺入した鍼が折れてその一部が残留してしまった事故につき，鍼灸師の過失責任が認められた事例．判例タイムズ, 801：201-208, 1993.

16) 尾﨑朋文・他：刺鍼の安全性についての局所解剖学的検討（4）．医道の日本，54(6)：12-23，1995．

17) 松岡憲二・他，大阪大学歯学部口腔解剖学第二講座鍼灸解剖グループ：鍼灸師・柔道整復師のための局所解剖カラーアトラス．南江堂，2001，pp2-8．

18) 山本利美雄・他：頸髄内に迷入した鍼が脊髄症状を起こした一症例．鍼灸Osaka，6(3)：26-29，1990．

19) 稲田稔：鍼灸臨床におけるリスクマネジメント—折鍼編2．日本鍼灸新報，567：23-24，2009．

20) 古川正孝・他：鍼灸師が患者の頸部へ埋没鍼法後，感覚麻痺等の後遺症が生じた事案につき，鍼が移動しないような確実な措置を取らずに施術を行ったこと等に過失があるとして鍼灸師の債務不履行責任が認められた事例．判例タイムズ，696：167-173，1989．

21) 神津　仁：問診．医療従事者のための医療安全対策マニュアル．日本医師会，2007，pp42-44．

22) 尾﨑昭弘・他編：鍼灸医療安全ガイドライン．医歯薬出版，2007，pp1-14．

23) 筒井　求・他：鍼治療が誘因と思われたメチシリン耐性黄色ブドウ球菌（MRSA）による化膿性肩関節炎の1例．整形外科，54(4)：407-410，2003．

24) 楳田高士：鍼灸の安全性に関する和文献（6）—鍼治療による感染に関する報告について—．全日本鍼灸学会雑誌，51(1)：111-121，2001．

25) 米山　榮：臨床鍼灸師の心得集3　—鍼治療によるTSLS感染症は本当なのか—．医道の日本，662：76-87，1999．

26) 渡邊　裕：鍼治療における感染防止について．全日本鍼灸学会雑誌，50(4)：673-679，2000．

27) 楳田高士・他：B型肝炎ウイルスは抜鍼後の鍼体に付着する．全日本鍼灸学会雑誌，52(2)：137-140，2002．

28) 笠原由紀・他：C型肝炎ウイルスの鍼体への付着性及び綿花のウイルス除去効果について．全日本鍼灸学会雑誌，54(1)：87-96，2004．

29) 古屋英治・他：鍼灸安全性委員会：鍼灸医療安全ガイドライン．医歯薬出版，2007，pp33-46．

30) 粕谷大智：血友病Aの鍼治療にて腸腰筋血腫をおこした1症例．全日本鍼灸学会雑誌，58(5)：766-774，2008．

31) 江川雅人・他：鍼灸の安全性に関する和文献（2）．全日本鍼灸学会雑誌，697-703，2000．

32) 尾﨑朋文：トリガーポイント　—その基礎と臨床応用—．真興交易，2006，pp50-52．

33) Edzard Ernst：鍼治療の科学的根拠　欧米のEBM研究者による臨床評価．医道の日本社，2001，p188．

付 資　料

付1　「鍼灸師の安全対策における臨床能力は生涯研修の取り組みから」

付2　財団法人東洋療法研修試験財団　生涯研修実施要領

付3　社団法人日本鍼灸師会　鍼灸医療リスクマネジメント領域研修制度　講習課目

付4　医療過誤（事故）時の対応フロー（社団法人日本鍼灸師会会員用）

付5　事故発生通知書の例

付1

「鍼灸師の安全対策における臨床能力は生涯研修の取り組みから」

社団法人日本鍼灸師会学術局長　小松秀人
社団法人全日本鍼灸マッサージ師会副会長　高田外司

　鍼灸師となり医療人としての資質向上は，生涯研修への取り組みにより質を担保していくことが責務となります．特に安全対策における臨床能力は，鍼灸医療を提供する鍼灸師の基本的役割にあたります．

　生涯研修は，主に鍼灸師会（業団）が独自で取り組んでいる研修の他に，財団法人東洋療法研修試験財団による研修があります．

　社団法人日本鍼灸師会が進めている生涯研修は，専門領域研修制度を企画運営しており，これまで第1回から4回を，テーマごとに鍼灸領域の専門性を高める目的で研修の研鑽を積んでいます．第4回専門領域研修は，「鍼灸臨床リスクマネジメント」をテーマに，『鍼灸医療安全ガイドライン』（医歯薬出版株式会社）をテキストに実施しています．基礎科目80単位，共通科目20単位，専門科目50単位の規程単位数を取得し履修基準を満たした者には，修了証と鍼灸院掲示用の「鍼灸臨床リスクマネジメント研修修了プレート」を授与できます．

　財団法人東洋療法研修試験財団による生涯研修は，医学教養並びに臨床の他に社会保障と医の倫理・リスク管理を含めた研修を実施しています．20単位の課程を履修し関係7団体が主催する学術大会に参加し，合計25単位を履修することが義務となっており，毎年度ごとに生涯研修修了証を授与できるシステムになっています．

　以下，上記に述べた生涯研修制度の実施要項について述べます．

付2 財団法人東洋療法研修試験財団
生涯研修実施要領

(目　的)

　　第1条　生涯研修は，あん摩マッサージ指圧師，はり師及びきゅう師が東洋療法に携わる者として社会のニーズにこたえ，自らの職業に誇りを持ち，進むべき道を切り開き，不断に研鑽，努力を心がけ，昨今の医学の進歩に対応して，資質の向上を図り社会的評価を高めるため，一人ひとりが自らの意思で行うものである．

(実施主体)

　　第2条　研修会を実施している関係団体及び学会を開催している関係学会を実施主体という．

　　2　財団法人東洋療法研修試験財団(以下「財団」という)では，関係団体及び関係学会と連携して生涯研修の推進を図るものとする．

　　3　関係団体は，財団と共催して生涯研修を実施することができる．実施方法については，財団の理事長(以下「理事長」という)が別に定める「財団共催の生涯研修実施の手続き」による．

(関係団体)

　　第3条　関係団体とは，次の各号に掲げるものをいう．

　　(1)　(社)全国病院理学療法協会，(社)全日本鍼灸マッサージ師会，
　　　　(社)東洋療法学校協会，(社)日本あん摩マッサージ指圧師会，
　　　　(社)日本鍼灸師会，(社福)日本盲人会連合，日本理療科教員連盟

　　(2)　理事長が認めた次の団体
　　　　(社)全日本鍼灸学会，(中法)日本東洋医学系物理療法学会，経絡治療学会，
　　　　全国盲学校長会，東洋はり医学会

(関係学会)

　　第4条　関係学会とは，(社)全日本鍼灸学会，(社)日本東洋医学会，
　　(中法)日本東洋医学系物理療法学会，日本手技療法学会，日本伝統鍼灸学会，日本慢性疼痛学会，日本良導絡自律神経学会，日本臨床鍼灸懇話会をいう．

(研修修了証書の交付)

　　第5条　本実施要領に基づき，一定の研修内容を履修した者には，理事長が生涯研修修了証書を交付する．

(研修内容等)
　第6条　原則として，次の研修内容により望ましい単位数（25単位以上）を研修会及び関係学会において取得するものとする．

〈研　修　内　容〉

区　　分		望ましい単位数
研修科目	医　学　教　養	4
	基　礎　医　学	6
	臨　　　　　床	10
	小　　　　　計	20
関係学会出席1回		5
合　　　　　計		25

但し，
（1）　関係学会に2回以上出席した者は，研修科目の中で15単位以上を取得する．
（2）　関係学会に出席できない者は，関係団体が実施する研修会において25単位以上を取得する．
　2　1単位は45分とする．
　3　研修会で講義を行った講師に対しては，1単位の講義につき2単位の履修単位数を取得したものと認める．また，2単位以上の講義を行った場合は，4単位を限度として取得したものと認める．但し，当該講師が同一科目の講義を行った場合は，講義の回数に拘わらず取得単位数は2単位とする．

(開催届・実施計画書の提出)
　第7条　研修会を実施する関係団体は，別紙（1）の生涯研修会開催届及び実施計画書を，原則として開始日の1か月前までに理事長に提出する．
　2　関係団体は，前項によって承認を受けたのち，研修会を実施する．

(研修期間)
　第8条　研修会の期間は，単年度とする．

(講　師)
　第9条　研修会の講師は，次の講師選任基準に従って関係団体が選任する．

講師選任基準

科　　目	講師として適当と認められる者
医学教養及び基礎医学	医師又は学校等で教育・研究等に当たっている者（経験者を含む）
臨　　床	医師若しくは学校等で教育・臨床に当たっている者又はこれに準ずる者（原則として経験10年以上の者）

(取得単位の確認)

　　第10条　研修会による取得単位の確認及び証明は，研修会を実施した関係団体が行うものとする．なお，学会に出席した者については，必ず参加証等により確認するものとする．

(研修会終了報告書の提出)

　　第11条　研修会を実施した関係団体は，別紙（2）により生涯研修会終了報告書を研修会終了後2か月以内に理事長に提出する．

(研修修了証書交付の申請及び対象者)

　　第12条　関係団体は，別紙（3）により生涯研修修了証書の交付を申請する．
　　2　理事長は，前項の申請があった者で第6条第1項で規定する単位を取得した者に対し，別紙（4）により「生涯研修修了証書」を交付する．

(理事長表彰)

　　第13条　生涯研修修了証書を8年間に5回取得した者に対しては，理事長表彰を行う．なお，理事長表彰受賞以降8年間に生涯研修修了証書を5回取得した場合には，再度理事長表彰を行う．

(その他)

　　第14条　この要領に定めるもののほか，必要な事項は理事長が別に定める．

　　附　則
　　この要領は，平成21年9月2日から施行する．

付3

社団法人日本鍼灸師会
鍼灸医療リスクマネジメント領域研修制度
講習課目

合計150単位 （1単位＝45分）

「基礎課目」　　80単位

厚生大臣指定講習会はりきゅう課程カリキュラムに準ずる．

　注）次に掲げる方は，基礎科目を免除する．
　　1) 厚生大臣指定講習会修了者
　　2) 鍼灸学校教員資格所有者
　　3) 平成5年以降に免許を取得した者
　　4) 委員会が認定した者

「共通課目」　　20単位

共通課目は，以下の指定研修を履修基準とする．**4号様式**共通科目履修申請書を提出する．

専門領域実施期間内に指定の20単位を取得して下さい．

　注）次に掲げる方は，共通科目を免除する．
　　1) 鍼灸臨床指導者講習会及び鍼灸臨床研修会を受講修了した方
　　2) スポーツ傷害，老年医学，婦人科疾患の専門領域をいずれか修了した方
　　3) 鍼灸学校教員免許所有者

【共通科目の指定履修研修内容】
1. 都道府県師会または日本鍼灸師会全国大会および鍼灸臨床研修会の各講座とする．

　　(1) **医療概論**　　　　　　　　　　　　　　　2単位
　　　　鍼灸師の理論
　　　　鍼灸治療における説明と同意
　　　　医療における鍼灸の位置

　　(2) **症例検討**　　　　　　　　　　　　　　　2単位
　　　　カルテの記入
　　　　診察情報の記録の方法
　　　　症例報告の記入方法

　　(3) **医療連携と紹介状の書き方**　　　　　　　2単位
　　　　地域医療連携と鍼灸院
　　　　紹介状の書き方
　　　　報告書の書き方

(4)　**保険取扱講座**　　　　　　　　　　　　　2 単位
　　　　　知っておかなければならない取扱の基本常識
　　　　　取り扱いの注意点
　　　　　保険取り扱いの現状と課題
　　　(5)　**鍼灸院経営講座**　　　　　　　　　　　　2 単位
2．共通課目は，以下の大会と研修会の指定選択講座を基準とする．
　　　(1)　日本鍼灸師会全国大会および鍼灸臨床研修会の指定講座
　　　(2)　レポート提出　　テーマ：「鍼灸臨床各論」：1通　5単位
　　　(3)　症例報告　　テーマは各師会実施委員会に準ずる：1回　5単位
　　　(4)　各師会実施委員会で定めた講義にて，共通課目に必要な単位を満たすことも可

「専門課目」　　50単位

　実施都道府県師会（ブロック）は，必須36単位以上50単位以内の専門領域研修会を実施して下さい．（第1・2・3号様式提出）
　不足の単位数は，以下の選択指定研修で履修を行って下さい．
（第7・8号様式事前提出：各都道府県実施委員会へ事前提出・修了報告提出）
（選択）日本鍼灸師会全国大会参加：5単位
（選択）日本鍼灸師会全国大会　専門課目1講座：2単位
（選択）鍼灸臨床研修会参加：5単位
（選択）鍼灸臨床研修会　専門課目1講座：2単位
（選択）他団体の研修会及び講習会：45分　1単位
（選択）レポート提出　テーマ：『鍼灸医療安全ガイドライン』から：1通　2単位

「専門課目」

第1部　鍼灸医療での感染防止対策
　第1節　医療における感染防止の基本
　　1　病原体
　　2　病原体の侵入門戸，侵入のしかたと感染成立
　　3　感染経路
　　4　感染症
　　5　感染の予防対策
　　6　感染症法とは
　第2節　手洗い・手指消毒
　　1　手洗い・手指消毒による感染予防
　　2　手洗い・手指消毒のしかた
　　3　手荒れ対策
　第3節　施術野の消毒
　　1　鍼灸治療の安全性を保つための

　　　　　施術野の消毒
　　2　施術野の皮膚消毒に用いられる消毒剤
　　3　消毒綿花の作成と管理
　　4　刺鍼前の施術野の消毒のしかた
　　5　刺鍼後と施灸前後の施術野の消毒操作
第4節　刺鍼・抜鍼時の清潔操作
　　1　単回使用毫鍼（JIS適合）の滅菌済み鍼の活用
　　2　消毒した施術野の手指等で汚染した場合の再消毒
　　3　鍼のクリーンテクニック（指サック・手袋の装着を含む）
　　4　出血時の処置
第5節　鍼や器具の洗浄，滅菌と保管
　　1　滅菌処理
　　2　単回使用毫鍼の未滅菌鍼の滅菌
　　3　特殊な鍼や器具などの滅菌
　　4　即滅菌物の保管
第6節　快適な鍼灸医療環境の構築・保持と省エネルギー
　　1　鍼灸院の新築，リフォーム
　　2　室内空気の清浄化，温度・湿度，照明と省エネルギー
　　3　クリーンメンテナンス（清潔清掃）
　　4　リネン類の処理
　　5　鍼灸院の省エネルギー
第7節　廃棄物の処理
　　1　廃棄物処理法に基づいた廃棄物の適正処理
　　2　廃棄物
　　3　感染性廃棄物と非感染性廃棄物
　　4　廃棄物の処理方法：分別・梱包・表示・保管
　　5　専用廃棄容器への鍼の廃棄
　　6　廃棄物処理業者への委託
第2部　鍼灸医療事故，有害事象の防止対策
　第1節　医療事故の防止対策
　　1　患者中心の医療

　　2　医療事故の発生につながる要因
　　3　鍼灸におけるリスクマネジメント
第2節　鍼灸治療の禁忌と注意すべき病態
　　1　鍼通電の禁忌と一般的注意
　　2　レーザー鍼の禁忌と一般的注意
　　3　埋没鍼の禁止
　　4　鍼灸治療で注意すべき病態
　　5　刺鍼，施灸を避ける部位と注意
第3節　重要臓器の傷害事故の防止
　　1　刺鍼の禁忌部位
　　2　重要臓器付近での刺鍼による傷害事故の防止
　　3　主要経穴の安全深度の目安について
第4節　鍼灸医療事故，有害事象対策
　　1　鍼灸医療における安全性の確保
　　2　気胸
　　3　折鍼，埋没鍼，抜け鍼
　　4　鍼の皮膚埋没や金粒・銀粒の皮膚へのくい込み，絆創膏かぶれ
　　5　神経障害
　　6　感染
　　7　症状の増悪と鍼感の残存
　　8　出血
　　9　熱傷・灸痕の化膿等
　　10　神経原性ショックによる失神
　　11　抜鍼困難
　　12　その他
第5節　鍼灸カルテの意義と管理
　　1　鍼灸カルテの記載と保存の必要性
　　2　カルテ記載の際の注意事項
　　3　医療事故が発生した際の記録事項
　　4　記録の管理と個人情報保護
第6節　施術者の定期検診と感染予防
　　1　定期検診
　　2　ワクチン接種による肝炎などの予防
　　3　鍼刺し事故の対策

付4 社団法人日本鍼灸師会会員用　医療過誤(事故)時の対応フロー

事故発生から保険金支払までの一般的な流れを取りまとめましたが，実際は個々のケースにより多少異なる場合もあります．

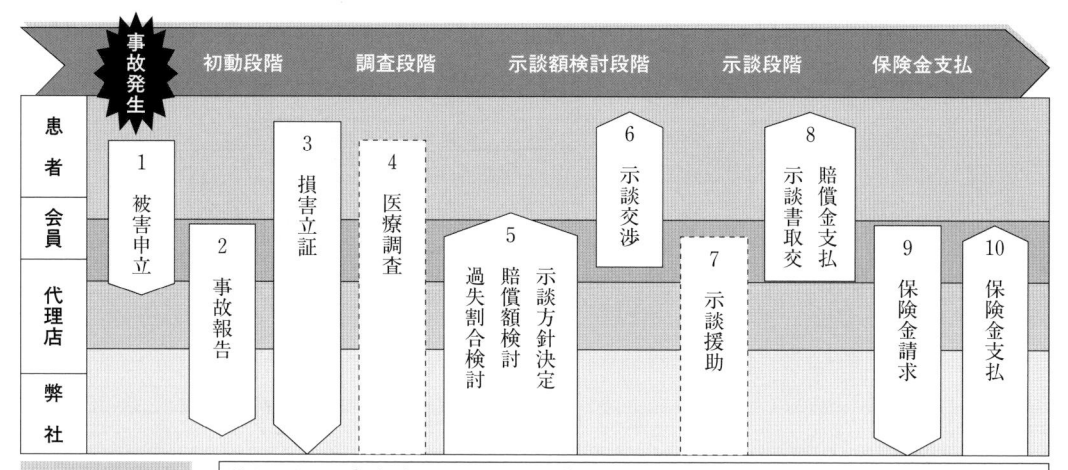

段階	事故発生	初動段階	調査段階	示談額検討段階	示談段階	保険金支払
患者		1 被害申立				
会員		2 事故報告	3 損害立証	4 医療調査	6 示談交渉	8 賠償金支払 示談書取交
代理店				5 示談方針決定 賠償額検討 過失割合検討	7 示談援助	9 保険金請求
弊社						10 保険金支払

1 被害申立

体調不調の一報を受け付けた際，まず患者の訴えを冷静に聞きます．そして早めに医療機関へ行くことを勧め，不安を取り除きます．そのときに不調の内容をできるだけ正確に把握します．

責任が明らかな場合

①事故内容を説明し，誠意を持って謝罪します．
②医療機関への受診を勧め，できれば同行し医師に経緯を説明します．当事者として因果関係について医師の見解を確認することも重要です．
③止むを得ず同行できない場合は，医療機関の診断が終わったころに患者へ連絡して心配しているという誠意を知ってもらうと共に診断結果を確認します．
④患者との話の最後には「お大事になさってください」，「早くよくなってください」で締め括ります．
⑤できるだけ正確に患者の言葉や態度，施術者の対応を記録しておきます．

症状の増悪等，因果関係が明らかではない場合

①速やかに所属師会担当者へ連絡し，所属師会担当者は代理店に連絡し，指示を仰ぎます．
②症状の増悪は根底に信頼関係の欠如がある場合が多く，最近は過大請求する人もいるのでくれぐれも注意が必要です．
③「医師の診断により施術によるものと診断された場合は相応の責任を果たします」と回答し，医療機関への受診を勧め，できれば同行し医師に経緯を説明します．
④患者へ診断書の取り付けを依頼します．
⑤できるだけ正確に患者の言葉や態度，施術者の対応を記録しておきます．

胸痛・呼吸困難を起こした場合

①しばらくベッドに寝かせて様子を見る．症状が落ち着いたら帰宅してもらいます．
②症状が増悪したら連絡してもらいます．
③チアノーゼが発症したり，安静により症状が改善しない等，気胸が疑われる場合は医療機関へ紹介します．できれば同行し医師に経緯を説明します．

賠償の話が出て来た場合

①安易に受諾の回答をしない．
②「初めての事態なので組合に報告し，できるだけ早く回答させていただきます」と回答します．
③恫喝等の行為があった場合は，ひるまず医療機関への受診を勧め，因果関係をはっきりさせることが重要です．
④立て替え払い等の際は慎重に判断することが必要です．
⑤なお，弊社の承認なく示談をした場合，示談金額の全額または一部が保険金のお支払対象とならないことがありますのでご注意ください．

2 事故報告	①いつ，どのような施術をした際に，②どこの部位が，どのようになったか，③そしてその原因と考えられることは何か，④その他に患者の既往症，来院理由などを所属師会の担当者経由で代理店へご報告いただきます．事故報告書のフォームは後掲ご参照．所属師会の担当者は都道府県師会長へ保険代理店に事故届を発送した旨連絡します．また日鍼会組織局共済部へは個人情報保護の観点より事故会員の住所・氏名欄を削除の上，事故報告書を発送します． 問診表，施術録等も整理しておきます． ＜施術録への記載内容＞ ①問診・徒手検査等による現病歴，既往歴 ②身体的特徴，体質 　　患者の病歴（アレルギー・糖尿病・B，C型肝炎・ステロイド服用，他） 　　体表所見（灸痕・アザ・吹き出物・湿疹・打ち身痕等）を患者へ認識させておく． ③インフォームドコンセントの内容と患者の決断に至る経緯 ④施術の部位と内容（使用鍼・置鍼・通電・灸頭鍼等，刺激の種類や量等） ⑤施術時の反応と施術後の患者指導（入浴・飲酒・運動他）	
3-4 損害立証	患者から損害を立証する書類（診断書，治療費・投薬領収書，交通費明細表，同意書等）を取り付けます．取り付けた書類は漏れなく代理店へ転送します．弊社は代理店から関係書類を入手し，事案内容により弊社として更に確認が必要と認めた場合には，医療調査員を治療機関へ派遣し，因果関係などの確認を行います．一度はお見舞に行くこともご検討ください．お見舞品を手渡すことは誠意を示すという意味で後々の示談交渉を進めやすくする効果も期待できますが，金銭の手渡しは控えてください．	
5 示談方針 決定	因果関係が確認できない間や治癒していない間は患者と示談交渉を行わないのが原則です．弊社は提出された損害立証資料や医療調査結果を元に，施術者と患者の過失割合を検討し，妥当な賠償額を算定します．そして示談方針（提示する賠償額，過失割合の主張等）を代理店経由で施術者へご案内します．賠償額の具体的項目としては治療費，投薬料，入院費，看護料，文書料，休業補償，慰謝料，後遺障害や死亡による慰謝料・逸失利益などがあり，原則的には自賠責保険の基準で算定します． 弊社から患者へ直接連絡して示談交渉を行うことは認められておりませんのでご注意ください．	
6-8 示談交渉 賠償金支払	示談交渉は施術者ご本人で行っていただきます．患者と示談が成立した場合には示談書を取り交わします．患者が執拗な場合は気持ちを込めて繰り返し説明します．ときには「私も初めてなので法律に詳しい人に相談しながら進めます」と対応することも可能です．示談が難航した場合には弁護士を起用するなど弊社は施術者を全面的にバックアップします．なお，施術者ご自身で弁護士を選任する場合には事前に弊社の承認が必要になります． 示談が成立した段階で賠償額が小額であれば患者へ賠償金をお支払いただき，領収書を取り付けてください．なお，示談書の取り交わしを行った場合には，保険金を受領した後に患者へ支払いいただくことも可能です．	
9-10 保険手続	保険金請求に必要な書類はその都度，代理店からご案内します．すべての書類が整いましてからお支払いまでに1週間程度いただきます．	

保険代理店名		担当者名	
住　　　所	〒		
連　絡　先		ファックス	

付5

事故発生通知書の例

保険証券	証券番号	
	枝　番	
加入者	氏　名	
	住　所	
	電話番号	
事故発生の日時・場所	発見した日	年　　月　　日
	発生した日	年　　月　　日　時刻
	発生した場所	
被害者	氏　名	
	住　所	
	電話番号	
	性別・年齢・職業	性別（男・女）年齢（　　歳）職業（　　　　　）
事故内容	事故の原因	
	事故の状況	
対　応	話合いの状況等	

索　引

■欧文

4M-4E …………………………………62
ADR …………………………………75
AED …………………………………36
　　──の使用………………………37
CDCガイドライン ……………………30
CPR …………………………………36
EMコール ……………………………39
fail-safe ………………………………6
FMEA …………………………………62
foolproof ………………………………6
GM ……………………………………59
HBV …………………………………26
HCV …………………………………26
HIV …………………………………26
IC ……………………………………18
KYT …………………………………66
MRSA …………………………………105
P-mSHELLモデル ……………………62
POR …………………………………21
POS ………………………………21,66
Problem Oriented Record ……………21
Problem Oriented System ……………21
PTSD …………………………………49
SHELモデル …………………………6,62
SM ……………………………………59
SOAP ……………………………21,66
TSM …………………………………59
WHO …………………………………29

■あ

あん摩マッサージ指圧師，はり師，きゅう師等
　に関する法律…………………30,74,79
アスピリン……………………………107
圧迫刺激………………………………115
安全管理の法的義務……………………28
安全施術義務……………………………18
安全な刺入深度…………………………94

■い

インシデント報告………………………11
　　──の意義………………………11
　　──のルール……………………13
インシデント報告システム……………13
　　──の限界………………………14
　　──の効果………………………14
インシデントレポート………………6,11
　　──の記載………………………60
　　──の書式………………………11
インフォームド・コンセント…17,18,19,20,64
　　──の範囲………………………64
易感染症宿主…………………………105
遺憾の意…………………………………46
医原性気胸………………………………89
異状死……………………………………52
異状死体等の届出義務…………………52
違反…………………………………1,4,23
医療安全管理者の業務指針および養成のための
　研修プログラム作成指針……………61
医療過誤…………………………………2
医療過誤訴訟一般………………………73
医療勧告・指示義務……………………18
医療機関，教育機関等での対応………35
医療機関との連携………………………28
医療機器の不具合………………………8
医療事故………………………………1,2
　　──のレベル分類………………34
医療事故研究会…………………………54
医療事故相談センター…………………54
医療事故対策会議………………………41
医療事故通知書…………………………41
医療事故防止……………………………20
医療ソーシャルワーカー………………50
医療の安全の確保………………………33
医療法（条文の抜粋）…………………33
医療面接……………………………20,25
因果関係の検証…………………………83

■う■

うっかりミス……………………4,5,6
ウイルス性肝炎………………………105

■え■

エラー……………………………1,3,23
　　──の分類……………………………4
エラー防止……………………………6,23
エラー防止対策………………………24
越権行為………………………………8

■お■

思い違い……………………………4,5,6

■か■

カーボン灸……………………………113
カルテ…………………………………22
カルテ（診療録）の記載……………21
　　──の注意点…………………………22
　　──の役割……………………………22
外傷性気胸………………………88,89,91
改正医療法……………………………28
回避義務………………………………51
膈兪……………………………………90
過誤……………………………………81
過失……………………………………72
家族への連絡…………………………41
　　──と説明……………………………45
化膿…………………………………104
化膿性肩関節炎………………………105
化膿性筋炎……………………………104
患者・家族への支援…………………49
患者・家族への説明…………………44
患者の権利……………………………17
患者の死亡……………………………35
患者への説明…………………………45
感染防止対策…………………………30
顔面神経麻痺…………………………109

■き■

記憶の抜け……………………………5,6
気胸…………………………………87,89
危険深度………………………………94
危険な施術……………………………25

危険予防トレーニング………………66
技術トレーニング……………………68
起訴便宜主義…………………………76
起訴前の和解…………………………77
休業損害証明書………………………110
灸施術………………………………112
灸頭鍼………………………………111
救命処置………………………………36
行政刑罰………………………………74
行政責任………………………………74
行政訴訟………………………………76
胸椎圧迫骨折…………………………114
業務上過失致死傷罪…………………74,90
業務停止命令違反……………………74
緊急時の連絡・対応の習慣化………41
金属疲労………………………………93

■く■

クリティカルパス……………………66
クレームの材料………………………103

■け■

経過記録………………………………21
計画上のエラー……………………4,5,6
警察への対応…………………………52
刑事責任………………………………74
刑事訴訟………………………………76
契約責任………………………………71
　　──と不法行為責任の違い…………72
血気胸…………………………………87
血小板凝集抑制剤……………………25
血友病Ａ………………………………107
研修プログラム………………………68
肩井……………………………………89

■こ■

コミュニケーション…………………64
コミュニケーション能力の向上……65
抗凝固薬…………………………25,107
抗血小板凝集抑制剤…………………107
膏肓……………………………………89
合谷……………………………………108
講習会…………………………………68
告知……………………………………99
故障モード影響分析…………………62

索引　135

個人情報保護法……………………………22
根本原因……………………………………13
　　――の分析……………………………13,62

■さ■

災害…………………………………………8
再発防止…………………………………54,56
　　――の基本的事項………………………55
再発防止策………………………………41,54
裁判…………………………………………85
裁判外紛争解決手段………………………75
債務不履行責任……………………………71
三陰交……………………………………110

■し■

シロスタゾール…………………………107
色素沈着…………………………………110
事業主の責任………………………………72
刺激オーバー……………………………103
自己決定権…………………………………17
事故原因の排除……………………………40
事故調査委員会…………………………35,54
事故の記録…………………………………42
事故の長期的対応…………………………49
事故の当事者への配慮……………………40
事故発生時の対応フローチャート………61
事故発生直後の対応……………………35,38
事故発生通知書……………………………83
事故報告書…………………………………43
　　――の作成・保管………………………43
事故防止委員会……………………………57
事実的因果関係……………………………73
刺鍼の危険深度……………………………89
自然的因果関係……………………………73
示談……………………………………75,85,96
示談代行……………………………………86
実行上のエラー…………………………4,5,6
支払い義務（損害賠償額の）……………77
渋り鍼………………………………………98
司法解剖……………………………………90
事務委託契約………………………………71
謝罪…………………………………………46
手指消毒……………………………………30
受診機会の喪失…………………………117
出血傾向………………………………25,107

守秘義務……………………………………22
準委任………………………………………71
準委任契約…………………………………88
傷害…………………………………………8
生涯研修……………………………………68
証拠の偏在…………………………………73
証拠の保全…………………………………40
症状の増悪……………………………102,103
情緒（喜怒哀楽等の感情）の安定………26
小児鍼………………………………………20
上腹背部挫傷……………………………115
情報収集と分析……………………………60
職場ストレッサー…………………………26
事例…………………………………………87
鍼灸医療安全管理………………………57,58
鍼灸医療安全管理委員会…………………58
鍼灸医療安全管理サーベイランス………59
鍼灸医療安全管理者……………………58,59
鍼灸医療安全管理推進室…………………59
鍼灸医療安全管理体制構築………………58
鍼灸医療安全管理体制組織図……………58
鍼灸医療安全管理担当者…………………59
鍼灸医療安全セミナー・勉強会…………68
鍼灸医療安全ワークショップ……………68
鍼灸医療事故訴訟等の現状………………87
鍼灸医療事故の事例………………………87
鍼灸医療事故の予防対策…………………17
鍼灸医療事故防止委員会…………………59
鍼灸医療事故防止対策の立案……………63
鍼灸医療事故防止の原則…………………63
鍼灸医療事故防止マニュアル……………63
鍼灸医療の安全……………………………1
鍼灸インシデントレポート………………12
鍼灸院での対応……………………………35
鍼灸カルテ…………………………………42
鍼灸師賠償責任保険………………………53
鍼灸師法……………………………………74
鍼灸臨床技術向上…………………………65
心筋梗塞…………………………………117
神経損傷…………………………………102
人身損害……………………………………78
心的外傷…………………………………48,49
心肺蘇生法………………………………36,37
信頼関係………………………………99,103
診療録………………………………………21

■せ■

セーフティーマネージメント ………………57, 60
セーフティマネージャー……………………59
ゼネラルマネージャー………………………59
生命に対する危険度の判断…………………33
施術環境の整備………………………………25
施術後のエラー ………………………………9
施術室でのエラー ……………………………7
施術制限違反…………………………………74
施術ミス………………………………………71
折鍼 ………………………………92, 95, 97, 98
　　──の予防対策 ………………………100
折鍼後の対処…………………………………99
説明義務（医療法）…………………………18
　　──（民法）………………………………18
説明時の会話（コミュニケーション）……46
説明時の態度…………………………………46
説明にあたっての留意事項…………………48
善管注意義務…………………………………71
全身状態の把握………………………………25

■そ■

相当因果関係…………………………………73
速刺速抜 ……………………………………106
組織・システムによって起きるエラー ……5
組織や管理体制に存在するエラー要因 ……5
訴訟……………………………………………75
訴訟上の和解…………………………………77
即決和解………………………………………77
損害額の確定…………………………………85
損害賠償額算定基準…………………………78
損害賠償額の算定……………………………77

■た■

対診……………………………………………27
大腿骨骨折 …………………………………113
打膿灸 ………………………………………112
単回使用毫鍼…………………………………29

■ち■

チーフセーフティーマネージャー…………59
チクロビシン ………………………………107
注意義務………………………………………94
　　──（医師）………………………………72

中国鍼 …………………………………106, 108
調停 ………………………………………75, 85
調停委員会……………………………………75
調停調書………………………………………75
腸腰筋血腫 …………………………………107
治療後の苦情…………………………………18

■て■

摘出（鍼の）…………………………………98
転倒……………………………………………30

■と■

ドーゼオーバー ……………………………103
橈骨神経 ……………………………………108
橈骨神経炎 …………………………………108
当事者への支援………………………………50

■に■

人間の注意力特性……………………………23
認知症…………………………………………20

■ぬ■

抜け鍼…………………………………………95

■ね■

熱傷 …………………………………………110
　　──への対応………………………………28
熱傷II度 ……………………………………112
熱傷III度 ……………………………………113
熱傷事例 ……………………………………111

■は■

ハーバード大学病院のマニュアル……40, 44, 48
バイタルサイン …………………………34, 103
パターナリズム………………………………18
バリアフリー…………………………………30
賠償金の支払い………………………………85
賠償責任保険制度……………………………79
賠償問題処理…………………………………83
　　──の流れ（ルール）……………………83
　　──の流れ（ルール）の例………………84
背部表皮剥離 ………………………………116
背部兪穴………………………………………90
抜鍼困難………………………………………98
鍼治療気胸発生率……………………………90

鍼通電 …………………………90, 93, 96, 98, 106
鍼通電治療…………………………………26
鍼の基礎教育と安全性に関するガイドライン
　　　　　　　　　　　　　　………29, 30
鍼の局所性の反応…………………………19
鍼の全身性の反応…………………………19
鍼の抜き忘れ………………………………27
瘢痕…………………………………………110
半米粒大……………………………………112

■ひ■

ヒヤリ・ハット報告………………………11
ヒューマンエラー………………………1, 3
　　——の原因………………………………23
　　——のダブルチェック…………………27
　　——の分類………………………………4
　　——の防止………………………………66
皮下出血……………………………………106
肘での圧迫刺激……………………………115
人は誰でも間違える………………………3
秘密保持義務違反…………………………74
標準予防策………………………………26, 66
病態把握……………………………………103
日和見感染…………………………………105

■ふ■

フィードバック……………………………14
フールプルーフ……………………………6
フェイルセーフ……………………………6
風池…………………………………………93
副作用………………………………………2
輻射熱………………………………………111
伏鍼…………………………………………93
不法行為……………………………………94
不法行為責任………………………………71
不用意な体動………………………………93

■へ■

ベッドからの転落防止……………………28
米粒大………………………………………112
弁護士への相談……………………………53
弁論主義……………………………………76

■ほ■

膀胱経1行線………………………………92
膀胱経2行線………………………………92
保険金の請求………………………………86
保険の種類…………………………………80
保守点検……………………………………29

■ま■

マッサージ……………………113, 114, 116
埋没鍼………………………………………101
待合室でのエラー…………………………7
　　——，患者との接触……………………7
　　——，患者の誤認識……………………7

■み■

ミニ灸………………………………………110
民事責任……………………………………71
民事訴訟……………………………………75

■む■

無料法律相談………………………………54

■め■

メチシリン耐性黄色ブドウ球菌…………105

■も■

モデル………………………………………110
問題志向型記録……………………………21
問題志向型方式……………………………21

■や■

やけど………………………………………110

■ゆ■

有害事象…………………………………1, 19
　　——の防止対策…………………………20

■よ■

予見義務……………………………………51
予防措置……………………………………8

■り■

リスクマネージメント……………………28
リスクマネージメントマニュアル作成指針…57
リスボン宣言………………………………17
リネン類の衛生管理………………………30
立証責任……………………………………76

両側性気胸 …………………………………89, 91
臨床実習ガイドライン………………………57

■ろ■

肋間神経痛 …………………………………117

■わ■

ワーファリン ………………………………107
ワクチン接種…………………………………26
和解 ………………………………………75, 77
和解調書………………………………………77

鍼灸医療安全対策マニュアル	ISBN978-4-263-24256-8
2010年 3月20日　第1版第1刷発行	

編集　尾　崎　昭　弘
　　　坂　本　　　歩
　　　鍼灸安全性委員会
発行者　大　畑　秀　穂
発行所　医歯薬出版株式会社
〒113-8612　東京都文京区本駒込1-7-10
TEL.(03)5395-7641(編集)・7616(販売)
FAX.(03)5395-7624(編集)・8563(販売)
http://www.ishiyaku.co.jp/
郵便振替番号 00190 5 13816

乱丁,落丁の際はお取り替えいたします. 印刷／製本・大日本印刷
Ⓒ Ishiyaku Publishers, Inc., 2010. Printed in Japan

本書の複製権・翻訳権・上映権・譲渡権・貸与権・公衆送信権（送信可能化権を含む）は，医歯薬出版(株)が保有します．

JCOPY <(社)出版者著作権管理機構　委託出版物>
本書の無断複写は，著作権法上での例外を除き禁じられています．複写される場合は，そのつど事前に(社)出版者著作権管理機構(電話 03-3513-6969, FAX 03-3513-6979, e-mail：info@jcopy.or.jp)の許諾を得てください

鍼灸医療安全ガイドライン

- ●編集　尾崎昭弘（明治国際医療大学名誉教授）　坂本　歩（呉竹学園理事長）
　　　　鍼灸安全性委員会
- ●A4判　172頁　定価2,520円（本体2,400円 税5％）　ISBN978-4-263-24211-7
- ●執筆者（五十音順）

楳田高士	関西医療大学・大学院教授	坂本　歩	学校法人呉竹学園理事長
奥田　学	元関西医療学園専門学校教員	古屋英治	学校法人呉竹学園東洋医学臨床研究所長
尾崎昭弘	明治国際医療大学名誉教授	森　俊豪	森ノ宮医療学園理事長
尾崎朋文	森ノ宮医療大学准教授	山下　仁	森ノ宮医療大学教授
北村清一郎	徳島大学・大学院教授	山本博司	関西医療大学・大学院教授
吉備　登	関西医療大学・大学院教授	吉田　篤	大阪大学・大学院教授
木村友昭	東京有明医療大学准教授	米山　榮	米山クリニック院長
小松秀人	日本鍼灸師会学術局長		

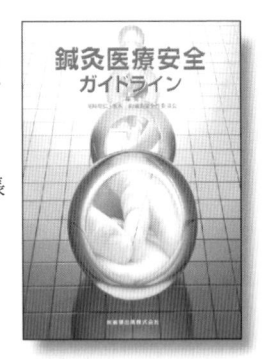

◆本書の主な特徴

●鍼灸医療が社会に広く受け入れられ，発展するには医療の質保証が求められる．なかでも，患者と鍼灸師自身の安全は最も重要な問題である．本書はエビデンスを尊重し，感染防止対策，鍼灸医療事故・有害事象の防止対策，消毒剤の選択と適応などの安全対策を網羅したガイドラインである．

◆本書の主要目次

第1部　鍼灸医療での感染防止対策
Ⅰ 序：医療における感染予防の基本
病原体　病原体の侵入門戸，侵入のしかたと感染の成立　感染経路　感染症　感染の予防対策　感染症法とは
Ⅱ 手洗い・手指消毒
手洗い・手指消毒による感染予防　手洗い・手指消毒のしかた　手荒れ対策
Ⅲ 施術野の消毒
鍼灸治療の安全性を保つための施術野の消毒　施術野の皮膚消毒に用いられる消毒剤　消毒綿花の作製と管理　刺鍼前の施術野の消毒のしかた　刺鍼後と施灸前後の施術野の消毒操作
Ⅳ 刺鍼・抜鍼時の清潔操作
単回使用毫鍼（JIS適合）の滅菌済み鍼の活用　消毒した施術野を手指等で汚染した場合の再消毒　鍼のクリーンテクニック（指サック・手袋の装着を含む）　出血時の処置
Ⅴ 鍼や器具の洗浄，滅菌と保管
滅菌処理　単回使用毫鍼の未滅菌鍼の滅菌　特殊な鍼や器具などの滅菌　既滅菌物の保管
Ⅵ 快適な鍼灸医療環境の構築・保持と省エネルギー
鍼灸院の新築，リフォーム　室内空気の清浄化，温度・湿度，照明と省エネルギー　クリーンメンテナンス（清潔清掃）　リネン類の処理　鍼灸院の省エネルギー
Ⅶ 廃棄物の処理
廃棄物処理法に基づいた廃棄物の適正処理　廃棄物　感染性廃棄物と非感染性廃棄物　廃棄物の処理方法：分別・梱包・表示・保管　専用廃棄容器への鍼の廃棄　廃棄物処理業者への委託

第2部　鍼灸医療事故，有害事象の防止対策
Ⅰ 序：医療事故の防止対策
患者中心の医療　医療事故の発生につながる要因　鍼灸におけるリスクマネジメント
Ⅱ 鍼灸治療の禁忌と注意すべき病態
鍼通電の禁忌と一般的注意　レーザー鍼の禁忌と一般的注意　埋没鍼の禁止　鍼灸治療で注意すべき病態　刺鍼，施灸を避ける部位と注意
Ⅲ 重要臓器の傷害事故の防止
刺鍼の禁忌部位　重要臓器付近での刺鍼による傷害事故の防止　主要経穴の安全深度の目安について
Ⅳ 鍼灸医療事故，有害事象対策
鍼灸医療における安全性の確保　気胸　折鍼，埋没鍼，抜け鍼　鍼の皮膚埋没や金粒・銀粒の皮膚へのくい込み，絆創膏かぶれ　神経障害　感染　症状の増悪と鍼感の残存　出血　熱傷・灸痕の化膿等　神経原性ショックによる失神（いわゆる脳貧血）　抜鍼困難　その他
Ⅴ 鍼灸カルテの意義と管理
鍼灸カルテの記載と保存の必要性　カルテ記載の際の注意事項　医療事故が発生した際の記録事項　記録の管理と個人情報保護
Ⅵ 鍼灸医療機器の安全管理
医療機器　鍼灸医療機器の安全管理　鍼電極低周波治療器の安全管理
Ⅶ 施術者の定期検診と感染予防
定期検診　ワクチン接種による肝炎などの予防　針（鍼）刺し事故の対策

第3部　付録
消毒剤の選択と適応（消毒剤の効果と使用条件　消毒剤の副作用・毒性　消毒剤の保管・廃棄）

●弊社の全出版物の情報はホームページでご覧いただけます．http://www.ishiyaku.co.jp/

医歯薬出版株式会社／〒113-8612 東京都文京区本駒込1-7-10／TEL. 03-5395-7610　FAX. 03-5395-7611